实用口腔科疾病诊治精要

SHIYONG KOUQIANGKE JIBING ZHENZHI JINGYAO

毛雪梅　等　主编

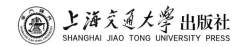

上海交通大学出版社

SHANGHAI JIAO TONG UNIVERSITY PRESS

内容提要

　　本书共6章，重点介绍了与临床密切相关的各种口腔科疾病的治疗方法和操作步骤，内容主要涉及牙体牙髓疾病、牙周疾病、口腔黏膜疾病、口腔颌面部疾病等，针对疾病的临床表现、辅助检查、诊断与鉴别诊断、治疗方法及预防做了全面系统的阐述，对疾病的病因、发病机制做了简要介绍，适合口腔专业工作者参考使用。

图书在版编目（CIP）数据

　　实用口腔科疾病诊治精要／毛雪梅等主编. --上海 ：
上海交通大学出版社，2022.9
　　ISBN 978-7-313-24393-5

　　Ⅰ．①实… Ⅱ．①毛… Ⅲ．①口腔疾病－诊疗 Ⅳ．
①R78

　　中国版本图书馆CIP数据核字（2021）第073536号

实用口腔科疾病诊治精要
SHIYONG KOUQIANGKE JIBING ZHENZHI JINGYAO

主　　编：毛雪梅　等
出版发行：上海交通大学出版社　　　　　地　　址：上海市番禺路951号
邮政编码：200030　　　　　　　　　　　电　　话：021-64071208
印　　制：广东虎彩云印刷有限公司
开　　本：710mm×1000mm　1/16　　　　经　　销：全国新华书店
字　　数：204千字　　　　　　　　　　　印　　张：12.5
版　　次：2023年1月第1版　　　　　　　插　　页：2
书　　号：ISBN 978-7-313-24393-5　　　印　　次：2023年1月第1次印刷
定　　价：198.00元

编委会

F 前言
Foreword

随着信息技术、生物技术和其他高新技术的发展和应用,临床医疗事业的发展日新月异,临床新技术不断涌现,各相关学科的专业分化和交叉更加明显,医学模式也随之发生了深刻的变化。

近年来,口腔医学领域涌现出许多新理论、新方法和新技艺,许多传统的诊治技术已被逐渐淘汰,同时人口的老龄化和疾病谱的变化,也促使临床诊疗方式和医师执业行为发生了许多变化。但由于疾病纷繁复杂,患者的病情千变万化,探求疾病预防、诊断、治疗、转归、康复的规律,就成为广大医务人员任重道远的责任。因此,医务人员必须具备全面的医学理论知识、熟练的医疗技术操作能力、丰富的临床实践经验和良好的医德,必须不断更新知识和技术,提高临床诊断治疗水平,才能适应现代临床医疗技术发展的需要。进一步提高口腔科医师的整体素质,规范各级口腔医疗机构和医务人员的执业行为,系统总结近年来口腔医学科学发展的最新成果,成为新形势下提高医疗质量、确保医疗安全、防范医疗风险的必然要求。有鉴于此,我们编写了《实用口腔科疾病诊治精要》一书。

本书共6章,重点介绍了与临床密切相关的各种口腔科疾病的治疗方法和操作步骤,内容主要涉及牙体牙髓疾病、牙周疾病、口腔黏膜疾病、口腔颌面部疾病,针对疾病的临床表现、辅助检查、诊断与鉴别诊断、治疗方法及预防做了全面系统的阐述,对疾病的病因、发病机制做了简要介绍。本书结合了国内外口腔科学的最新学术进展,集科学性、先进性和实用性于一体,可以让读者准确而全面地掌握口腔科相关的理论和治疗进展,把握口腔医学的发展趋势,对口腔科医务人员的临床工作有一定的指导作用。

由于编撰时间仓促,学识水平有限,书中存在不足之处在所难免,希望广大读者给予批评和指正。

《实用口腔科疾病诊治精要》编委会
2020 年 11 月

目录 Contents

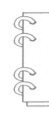

第一章 牙体牙髓疾病

第一节 龋 病

龋病是以细菌为主的多种因素影响下,牙体硬组织发生慢性进行性破坏的一种疾病。致龋病的因素包括细菌、牙菌斑、食物及牙齿所处的环境等。就病因角度而言,龋病是细菌感染性疾病。

临床上通常将龋病按病变程度分为浅龋、中龋和深龋;又可根据发病情况和进展速度分为急性龋、慢性龋和继发龋;按龋病发生的解剖部位将龋损分为窝沟龋、平滑面龋、邻面龋和根面龋。

一、浅龋

(一)概述

龋病损害仅限牙表层时称为浅龋。牙冠部的浅龋为釉质龋或早期釉质龋;牙根部的浅龋则表现为牙骨质龋。

(二)临床表现

牙面出现白垩色斑块,或黑色着色,局部有粗糙感。

(三)诊断

(1)龋损部位色泽变棕黑,或表现为龋白斑,呈白垩色改变。

(2)如龋损继续发展,用探针检查时可有粗糙感或能钩住探针尖端。

(3)浅龋一般无主观症状。

(4)X线检查有利于发现隐蔽部位(如邻面)的龋损。

(四)治疗

(1)病变早期尚未形成龋洞者,采用药物或再矿化等保守疗法。

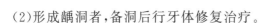

(2)形成龋洞者,备洞后行牙体修复治疗。

二、中龋

(一)概述

龋损进展到牙本质浅层称为中龋,又称牙本质龋。

(二)临床表现

(1)有龋洞形成,龋洞中除病变牙本质外,还有食物残渣、细菌等。牙本质呈黄色或深褐色。

(2)出现自觉症状时,对酸甜饮食敏感,过冷、过热刺激也能诱发酸痛感,冷刺激尤为明显,刺激去除后疼痛立即消失。由于个体差异,有的患者可完全没有主观症状。

(三)诊断

(1)达牙本质浅层的龋洞。

(2)部分患者有自觉症状。

(3)位于邻面的损害可通过 X 线检查发现。

(四)治疗

行牙体修复术,必要时可垫底。

三、深龋

(一)概述

龋病进展到牙本质中层以下时称为深龋。

(二)临床表现

(1)可见较深的龋洞,探痛明显。

(2)位于邻面的龋洞及隐匿性龋洞仅能从牙面看到一暗黑色区域,必须仔细探查才能发现。

(3)深龋洞口开放时,食物嵌入洞中引起疼痛。遇冷、热和化学刺激时,疼痛程度较重。刺激去除后,疼痛可立即消失。

(三)诊断

(1)有深龋洞存在,探诊敏感。

(2)遇冷、热、酸、甜刺激时疼痛,无自发性痛。

(3)应注意隐匿性龋,通过 X 线检查可见牙体缺损低密度影。

（4）注意应与可复性牙髓炎及慢性牙髓炎鉴别。

（四）治疗

（1）深龋治疗的原则是：①正确判断牙髓状况，这是深龋治疗成功的基础；②停止龋病发展，促进牙髓的防御性反应；③保护牙髓，治疗中必须保护牙髓，减少对牙髓的刺激。

（2）临床首选的治疗方法通常为复合树脂粘接修复术。

四、猖獗龋

（一）概述

多数牙在短期内同时患龋，称为猖獗龋（也称猛性龋）。

（二）临床表现

多数牙短期内同时发生不同程度的急性龋，龋损区牙体硬组织高度软化，颜色较浅呈浅棕色，质地较软且湿润，易于挖除。

（三）诊断

（1）常见于口干症及头颈部肿瘤经放射治疗后的患者。

（2）多数牙，特别是前牙光滑面自洁区易于罹患。

（3）龋坏牙本质高度软化，易于挖除。

（四）治疗

（1）首先查明病因，针对病因治疗。对口干症及头颈部肿瘤经放射治疗后的患者，可给予人工唾液，并采取口腔综合预防措施。

（2）患牙在挖除腐质后，多采用可释放氟离子的材料如玻璃离子粘固剂进行修复。

（3）可采用辅助性治疗方法，如再矿化治疗等。

第二节　牙体硬组织非龋性疾病

一、畸形中央尖

（一）概述

牙发育期间牙胚的形态发生异常分化后，在牙面出现的畸形小尖，称为畸形中央尖。

(二)临床表现

(1)好发于下颌前磨牙,尤其以下颌第二前磨牙最多见,偶见于上颌前磨牙,常对称发生。

(2)中央尖常位于𬌗面中央窝处,呈圆锥形突起,形态可为圆锥形、圆柱形或半球形等,高度1~3 mm。

(3)中央尖折断或磨损后呈浅黄色圆形环,中央有浅黄色或褐色的牙本质轴,轴中央的黑色小点是突起的髓角。

(4)尖锐的中央尖常在牙萌出后不久与对颌牙接触时折断,导致牙髓感染、坏死,影响根尖的继续发育。

(三)诊断

(1)年轻患者,主诉为牙髓炎症状,无龋病及牙周损害。

(2)检查可发现畸形中央尖或其折断后的特定形态,常对称发生。

(3)X线检查可见髓角异常突起,如牙髓已感染坏死,常伴根尖孔敞开呈喇叭口形。

(四)治疗

(1)若中央尖圆钝,或无髓角突入,可随诊观察;对尖而长的中央尖可分次逐渐调磨或对中央尖做预防性树脂加固。

(2)若已穿髓并引起牙髓根尖周病变,需行相应的牙髓治疗。年轻恒牙可采用根尖诱导成形术或牙髓血运重建术,促使牙根继续发育并保存患牙。

二、牙内陷

(一)概述

牙内陷是在牙发育期间,成釉器形态异常分化,舌侧过度卷叠或局部过度增殖深入牙乳头中,形成的一系列牙内陷畸形。

(二)临床表现

牙面可见一个囊状深陷的窝洞,常发生于上颌侧切牙,也可发生于上颌中切牙或尖牙。根据牙内陷的程度及形态,临床上可分为畸形舌侧窝、畸形根面沟、畸形舌侧尖和牙中牙。

1.畸形舌侧窝

由于舌侧窝呈囊状深陷,可引发牙髓炎。

2.畸形根面沟

畸形根面沟可与畸形舌侧窝同时出现。临床上见一条纵向裂沟向舌侧越过舌隆突,并向根方延伸,严重者可达根尖部,将牙根一分为二,形成一个额外根。可引发牙髓炎及牙周损害,形成骨下袋。

3.畸形舌侧尖

在畸形舌侧窝的基础上,舌隆突呈圆锥形突起,有时突起形成一个牙尖,牙髓组织亦可进入舌侧尖内,形成纤细髓角,易遭磨损而引发牙髓感染。

4.牙中牙

患牙呈圆锥形,较正常牙形态稍大,舌侧窝深度内叠卷入,X线片见似在牙中包含另一个小牙。

(三)诊断

(1)如未合并牙髓感染或牙周损害,患者常无自觉症状。

(2)典型的临床表现。

(3)X线片辅助诊断。

(四)治疗

(1)根据患牙牙髓是否感染采用牙体修复或牙髓治疗。

(2)牙内陷早期可按深龋处理,预备窝洞行间接盖髓术。

(3)对于根面沟裂,若牙髓活力正常,行局部牙周手术,浅沟磨除,深沟充填。若牙髓无活力,根管治疗术后即刻行翻瓣术兼沟裂处理。

(4)沟裂达根尖且已造成牙周组织广泛破坏者,可考虑拔除。

三、四环素牙

(一)概述

在牙的发育期服用了四环素类药物,该类药物可沉积至牙体硬组织内,使牙着色,亦可影响牙的发育,被四环素类药物着色的牙称为四环素牙。

(二)临床表现

(1)可发生于乳牙与恒牙,乳牙着色比恒牙明显。

(2)牙冠呈浅黄色并逐步过渡到棕褐色至灰黑色。由于光能促进着色过程,因此,前牙染色较后牙严重。

(3)严重的四环素牙可伴有釉质发育不全。

(三)诊断

(1)典型的临床表现。

(2)四环素类药物服用史。

(四)治疗

1.治疗原则

治疗原则是恢复患牙的美观。

2.治疗方法

(1)着色浅且没有釉质缺损的患牙可采用漂白法。

(2)对着色较深或有釉质缺损的患牙,可采用复合树脂修复或贴面修复。

(3)对合并牙体缺损的患牙,可行全瓷冠或烤瓷冠修复。

(4)为预防此病,妊娠期和哺乳期的妇女及 8 岁以下的儿童不宜使用四环素类药物。

四、氟牙症

(一)概述

氟牙症是慢性氟中毒的表现,表现为釉质发育不全症,又称氟斑牙。氟牙症有明显的地域性,一般情况下,水中的氟浓度超过 1 mg/L 时发病逐渐增加。

(二)临床表现

(1)常见于恒牙,乳牙少有发生,程度亦较轻。

(2)同一时期萌出的牙,釉质上有白垩色到褐色的斑块,严重者还伴有釉质的实质性缺损。

(3)患牙耐酸,但对磨损的耐受性差。

(4)严重的慢性氟中毒者还可有骨骼、关节的损害。

(三)诊断

(1)氟牙症患者可有儿童期在高氟区的生活史。

(2)典型的临床表现。

(3)需要与釉质发育不全相鉴别:氟牙症的白垩色斑块呈散在云雾状,边界不明确,其纹线与釉质生长发育线不相吻合;而釉质发育不全的斑块边界比较明确,其纹线与生长发育线相平行吻合。

(四)治疗

治疗原则与四环素牙相同。

（1）轻度患牙可用脱色法。

（2）采用复合树脂或贴面恢复患牙外观。

（3）合并牙体缺损的患牙,可行全瓷冠或烤瓷冠修复。

（4）为预防此病,高氟区选择新的饮水水源或用活性矾土/活性炭以去除水源中过量的氟。

五、先天性梅毒牙

（一）概述

先天性梅毒牙是指在牙发育期被梅毒螺旋体感染导致釉质和牙本质发育不全。

（二）临床表现

1.半月形切牙

切牙的切缘比牙颈部狭窄,切缘中央有半月形缺陷,切牙之间有较大空隙。

2.桑葚状磨牙

第一磨牙的牙尖皱缩,表面粗糙,釉质呈多个不规则小结节和坑窝,牙尖向中央凑拢,牙横径最大处在牙颈部。

3.蕾状磨牙

第一磨牙牙面牙尖处横径缩窄,牙面收缩,如花蕾状,称为蕾状磨牙。

（三）诊断

（1）母亲有梅毒病史。

（2）典型的牙体表征,结合先天性梅毒的其他临床表现。

（3）血清学检查。

（四）治疗

（1）采用修复学方法或光固化复合树脂修复牙外形。

（2）妊娠早期对母体进行抗梅毒治疗,可有效预防此病。

六、磨损

（一）概述

由机械摩擦造成的牙体硬组织丧失称为磨损,分为咀嚼磨损和非咀嚼磨损两种。

（二）临床表现

（1）咀嚼磨损:正常咀嚼过程中造成的生理性磨损,一般发生在牙面和切缘。

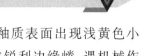

恒牙萌出后,在数年或数十年的咀嚼中出现磨损,早期在釉质表面出现浅黄色小区,以后逐渐扩大、融合,牙本质成片暴露。严重时可形成锐利边缘嵴,遇机械作用或冷热刺激时敏感。长期咀嚼也可造成邻面的磨损,使原来的点接触变为面接触,引起食物嵌塞。

(2)非咀嚼性磨损:由异常的机械摩擦力所造成的病理现象。不良习惯和某些职业习惯是造成这类磨损的原因,如木匠、鞋匠常用牙咬住钉等,使切牙出现隙状磨损;磨牙症也会导致严重的磨损。

(3)磨损可引起各种并发症,如牙本质敏感症、食物嵌塞、牙髓病变、咬合创伤、颞下颌关节紊乱病等。

(三)诊断

根据临床表现,结合年龄、职业、不良习惯等,可做出诊断。

(四)治疗

(1)咀嚼磨损无症状时,不必处理。

(2)非咀嚼磨损应去除病因,纠正不良习惯。

(3)磨损出现牙本质过敏症,可行脱敏治疗。

(4)出现牙髓或根尖周病变,按常规进行根管治疗。

(5)磨牙症患者应通过戴咬合垫、肌电反馈治疗及精神、心理干预等方法加以改善。

(6)出现其他并发症,应做相应处理。

七、楔状缺损

(一)概述

楔状缺损是牙体唇、颊侧颈部发生的慢性硬组织缺损。

(二)临床表现

(1)好发于前磨牙,尤其是位于牙弓弧度最突出处的第一前磨牙。年龄越大,越易好发,缺损也越严重。

(2)楔状缺损由2~3个平面相交而成,缺损边缘整齐,表面坚硬光滑,由于牙本质外露,局部呈浅黄色。

(3)较深的楔状缺损可引起牙本质过敏症状或牙髓炎。

(三)诊断

(1)好发于前磨牙,尤其是第一前磨牙。

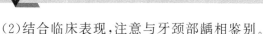

（2）结合临床表现，注意与牙颈部龋相鉴别。

（四）治疗

（1）改正刷牙方法。

（2）有过敏症状可做脱敏治疗。

（3）轻度楔状缺损且无临床症状者无须治疗。

（4）较深楔状缺损者，用玻璃离子或复合树脂类材料修复，注意保护牙髓。

（5）出现牙髓感染或根尖周病变，应做相应治疗。

（6）已经导致牙齿横折者，可在根管治疗术完成后行桩核冠修复。

八、牙本质过敏症

（一）概述

牙本质过敏症是指牙齿上暴露的牙本质在受到外界刺激，如温度、化学物质及机械作用所引起的酸、软、疼痛症状。牙本质过敏症不是一种独立的疾病，而是多种牙体疾病共有的症状。

（二）临床表现

牙本质过敏症患者主要表现为刺激痛，冷、热、酸、甜，尤其是机械刺激痛，疼痛时间短暂，刺激去除后疼痛立即消失。敏感点多在咬合面釉牙本质界、牙本质暴露处或牙颈部釉牙骨质界处，可发生在一颗或多颗牙。

（三）诊断

（1）短暂、尖锐的刺激痛或不适。

（2）敏感点探诊酸痛。

（四）治疗

脱敏治疗，消除症状。对过敏的有效治疗是封闭牙本质小管。但由于本症病因尚未完全明确，目前实际应用的任何一种治疗方法均不能保证其不会复发。常用的治疗方法如下。

（1）药物脱敏法。

（2）牙本质粘接剂类脱敏法。

（3）激光脱敏法。

（4）修复治疗法。对反复药物脱敏无效者，可考虑做充填术或冠修复。磨损严重而接近牙髓者，在患者要求或同意下，可做牙髓治疗。

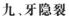

九、牙隐裂

(一)概述

牙隐裂是指牙冠表面的非生理性细微裂纹,常不易被发现。

(二)临床表现

(1)常见于中老年患者后牙的咬合面,以上颌第一磨牙最为常见。隐裂牙常有明显磨损或高陡牙尖,与对颌牙咬合紧。

(2)隐裂纹常与咬合面的窝沟重叠,并向一侧或两侧延伸,越过边缘嵴。多可见窝沟颜色异常加深。在碘酊或甲紫染色后,因染料渗入裂缝,可见一条不易擦除的染色线。

(3)表浅的隐裂常无明显症状,较深者对冷热刺激敏感或有咬合不适感。定点咀嚼剧痛是该病特征性症状。临床检查时,将棉签放在可疑隐裂处做咀嚼运动,可引起疼痛。

(4)隐裂纹达牙本质深层或牙髓腔时,可引发牙髓和根尖周疾病。深达髓底或牙根的隐裂纹还可引起牙周牙髓联合病变,甚至导致牙齿完全劈裂。

(三)诊断

(1)病史和症状:临床上出现不明原因的刺激疼痛,并在排除龋病、牙周病,牙面上也探查不到过敏点时,应考虑牙隐裂存在的可能。

(2)温度测试。

(3)探针探查窝沟,必要时采用染色法。

(4)咬诊试验呈阳性。

(5)手术显微镜可观察到裂纹。

(四)治疗

(1)调整咬合,排除干扰,降低牙尖斜度以减小劈裂力量。

(2)建议及时修复缺失牙,均衡全口咬合力量。

(3)如隐裂仅限于牙本质内,可沿裂纹备洞,光固化复合树脂充填或全冠修复。

(4)当隐裂深达牙本质深层或已引起牙髓感染者,应做牙髓治疗。

(5)在牙髓治疗过程中,备洞后使裂纹对力的耐受降低,由于咀嚼等原因,极易发生牙裂。在条件允许的情况下,应注意采用带环、临时冠修复等方法以避免隐裂牙的纵折。治疗完成后行全冠修复。

十、牙根纵裂

(一)概述

牙根纵裂是指发生在牙根、平行于牙长轴、由根尖向冠方的纵裂,常不波及牙冠。

(二)临床表现

(1)常见于中老年患者的磨牙,以下颌第一磨牙最为多见,多发生在近中根或近中颊根。

(2)长期咬合不适或咀嚼痛。原发性牙根纵裂可有温度刺激痛和自发痛等牙髓症状,严重者伴有牙龈反复肿胀、叩痛和牙松动。绝大多数患牙有牙周袋和牙槽骨破坏,牙周袋深,甚至达根尖,容易探及。也有不少患牙的牙周袋窄而深,位于牙根裂缝相应的部位,需仔细检查才发现。根管治疗后的继发性牙根纵裂无牙髓症状,早期也无牙周袋或牙槽骨的破坏,随着病程延长,可出现局限性深而窄的牙周袋和窦道。

(三)诊断

(1)典型的疼痛症状,特别是咀嚼痛。
(2)可探查到窄而深的牙周袋。
(3)X线检查是确诊的重要依据。X线片可见从根尖部到根管口长度不等的直线状均匀增宽的根管影像,晚期可见断裂片分离、移位。
(4)原发性根纵裂可在开髓后利用根尖定位仪辅助诊断。

(四)治疗

(1)对于松动明显,有深牙周袋或单根牙根管治疗后发生的牙根纵裂,应予拔除。

(2)对于牙周病损局限于裂纹处且牙齿稳固的多根牙,非病变牙根情况良好,且在患者的特殊要求下,可考虑在根管治疗后行牙半切除术。

十一、牙折

(一)概述

牙折是指由于粗暴外力直接撞击或牙在咀嚼时咬到硬物所导致的牙体组织折裂。

(二)临床表现

(1)简单冠折:指冠部折裂不波及牙髓,包括仅在釉质内部出现裂纹的釉质

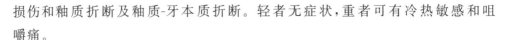

损伤和釉质折断及釉质-牙本质折断。轻者无症状,重者可有冷热敏感和咀嚼痛。

(2)复杂冠折:牙冠折断并波及牙髓。牙冠缺损累及釉质、牙本质和牙髓,牙髓可有渗血,对外界刺激敏感。

(3)冠根折:牙冠和牙根折断,累及釉质、牙本质和牙骨质。根据是否波及牙髓,分为简单冠根折和复杂冠根折。

(4)根折:多发生于成年人,根折位置越接近牙颈部,松动度和叩痛越明显。牙龈可有撕裂、出血。

(5)牙折后患牙牙髓可出现暂时性活力丧失,对温度、电刺激不敏感,如有牙髓感染时可伴牙髓炎症状,如自发痛等。

(三)诊断

(1)外伤史。

(2)临床表现。

(3)X线片有助于诊断根折,但由于牙折线的走向和X线投照角度的变化,X线片不能反映全部真实情况。

(四)治疗

尽量保留患牙,恢复牙体外形与功能。对于在治疗过程中保留活髓的患牙,追踪观察牙髓状况的变化。成人牙折露牙髓应先行根管治疗。

1.简单冠折

可根据缺损情况进行牙体修复。折断近髓者先进行护髓治疗,6～8周复查无牙髓症状后再行牙体修复。

2.复杂冠折

根管治疗后进行修复。年轻恒牙首选活髓保存治疗或根尖诱导成形术。

3.冠根折

拔除松动片。对于位置较浅的冠根折,若牙根长度足够,可通过冠延长术或正畸牵引法暴露断面后修复。对于根部折裂深的冠根折可拔除。

4.根折

根尖1/3及根中1/3根折行固定术,并定期观察牙髓情况,出现牙髓症状则进行根管治疗。颈部1/3根折,若牙冠松动明显且牙根长度足够,则拔除牙冠后行根管治疗,并择期行冠延长术或正畸牵引和牙体修复。

十二、牙齿脱位损伤

(一)概述

牙齿脱位损伤指牙齿受外力后致牙周膜损伤甚至牙脱离牙槽窝的情况。

(二)临床表现

1.牙震荡

牙震荡指因轻微外力撞击牙,导致牙周膜充血、水肿,常不伴牙体组织的缺损。患牙伸长,有咬合不适感、叩痛,但无松动移位,无牙龈缘渗血。因牙髓休克,所以牙髓活力测试为阴性,数周或数月后有可能恢复,若仍无反应,说明牙髓可能已坏死。

2.半脱位

半脱位指牙齿受到外力后,牙周膜破裂、出血。患牙松动无移位,有牙龈沟渗血,不敢咬合,有叩痛。

3.脱出性脱位

脱出性脱位指牙齿向切端方向部分移位,但未完全脱离牙槽窝。牙齿明显伸长、松动,影响咬合。

4.侧方脱位

侧方脱位指患牙向唇、腭侧明显移位。

5.嵌入性脱位

嵌入性脱位指患牙的牙冠变短,切缘或𬌗面低于正常。

6.其他

牙齿脱位常伴有牙龈撕裂和牙槽突骨折。随着时间推移常可发生各种并发症,如牙髓坏死、髓腔变窄、牙根外吸收及边缘性牙槽突吸收。

(三)诊断

(1)外伤史。

(2)临床表现。

(3)X线片表现为不同程度的牙周膜间隙增宽或缩窄消失。

(四)治疗

1.治疗原则

保存患牙。

2.治疗方法

(1)牙震荡及半脱位牙齿休息2周。半脱位牙齿若松动明显则行固定术。

（2）脱位牙齿局麻下复位,固定 4 周。嵌入性脱位年轻恒牙应观察,可待其自行萌出。成人嵌入性脱位牙 2 周后应行根管治疗。

（3）少量降低咬合。

（4）定期复查牙髓活力,若发现有牙髓坏死时,应及时做根管治疗。

十三、牙齿撕脱性损伤

（一）概述

牙齿撕脱性损伤也称牙脱臼,指牙受外力后牙周膜完全撕裂,牙齿完全脱离牙槽窝。

（二）临床表现

牙完全与牙槽骨分离或仅有少许软组织相连,牙槽窝内有大量淤血,常伴有牙龈撕裂和牙槽突骨折。

（三）诊断

（1）外伤史。

（2）临床检查。

（四）治疗

（1）立即行牙再植术并固定,术后 1 周做根管治疗。如果脱位超过 2 小时就诊,应在体外完成根管治疗术后再行植入。

（2）年轻恒牙完全脱位,如就诊迅速或自行复位者,不要轻易拔髓,应定期观察。

（3）缝合损伤牙龈,注射破伤风疫苗,酌情应用抗生素。

第三节　牙　髓　病

一、可复性牙髓炎

（一）概述

牙髓组织发生炎症病变的初期,主要病理表现为血管扩张、充血。如在此阶段彻底去除患牙的病原刺激因素,并给予适当的治疗,炎症即得到控制,牙髓恢复正常,故称为可复性牙髓炎。

(二)临床表现

1.症状

患牙受温度刺激尤其冷刺激时,产生短暂尖锐的疼痛,刺激去除后,疼痛随即消失。

2.检查

(1)患牙常见有接近髓腔的牙体硬组织病损,如深龋、深楔状缺损。或可查及患牙有深牙周袋,也可受累于咬合创伤或过大的正畸外力。

(2)患牙对温度测验,尤其对冷测表现为一过性敏感。

(3)叩痛(一)。

(三)诊断

(1)患牙对温度刺激敏感,无自发痛病史。

(2)患牙有近髓牙体硬组织病损或牙周组织损害。

(3)患牙对冷测一过性敏感。

(四)治疗

(1)去除病原刺激,保护牙髓。

(2)对因深龋或其他牙体组织疾病引起的可复性牙髓炎可行间接盖髓术或安抚治疗,待症状消失后再予复合树脂粘接修复。

(3)对牙创伤所致的可复性牙髓炎,可行调𬌗处理后观察。

(4)对牙周疾病引起的可复性牙髓炎,可先行牙周治疗后观察。

二、急性牙髓炎

(一)概述

急性牙髓炎是指牙髓发生不可复性的炎症,以发病急骤、疼痛剧烈为临床特征。龋源性牙髓炎多为慢性牙髓炎急性发作。无慢性过程的急性牙髓炎多出现在牙髓受到急性物理损伤、化学刺激及感染的情况下,如外伤、手术切割牙体组织所导致的过度产热、充填材料的化学刺激等。

(二)临床表现

1.自觉症状

典型的疼痛症状有以下特点。

(1)自发性锐痛,阵发性发作或加剧,炎症牙髓化脓时可出现跳痛。

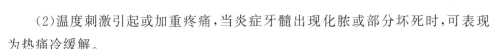

（2）温度刺激引起或加重疼痛,当炎症牙髓出现化脓或部分坏死时,可表现为热痛冷缓解。

（3）放射性疼痛,沿三叉神经分布区域放射,常不能定位患牙。

（4）夜间常有疼痛发作,且疼痛程度较白天剧烈。

2.临床检查

患牙可找到引起牙髓炎的致病因素,如近髓深龋、非龋性牙体疾病、充填体或中重度牙周炎。温度测验反应敏感或激发痛,疼痛持续。

(三)诊断

按照"三部曲"诊断并确定患牙牙位。

（1）问诊疼痛的典型特点,获得初步印象。

（2）临床检查出患牙有深龋或有累及髓腔的牙体硬组织病损,或有深牙周袋,圈定可疑患牙。

（3）对可疑患牙进行温度测试,患牙反应敏感或表现为激发痛,疼痛持续,也可出现热痛冷缓解。

(四)治疗

（1）局麻下摘除病变牙髓,止痛,缓解急性症状,保存患牙。

（2）有条件者可完成一次性根管治疗。

三、慢性牙髓炎

(一)概述

慢性牙髓炎是临床上最为常见的一类牙髓炎,多为深龋所致,炎症可维持较长时间,临床症状不典型,有时易被误诊而延误治疗。

(二)临床表现

1.自觉症状

（1）病程较长,患牙有较长期的冷、热刺激痛或咀嚼痛。

（2）偶有轻微的隐痛或定时自发性钝痛,也可有剧烈自发痛病史、食物嵌入洞内激发痛史,也有从无明显自发痛症状者。

（3）患牙常有轻度咬合痛,一般均能明确指出患牙。

2.临床检查

（1）可查及深龋洞、充填体或其他近髓的牙体硬组织疾病的患牙,或患牙有深牙周袋。

（2）可根据患牙牙体病损是否致髓腔开放及不同检查体征分为3种类型。

慢性闭锁性牙髓炎：探诊不敏感、未露髓；温度测验反应敏感或迟钝，有时热测可引起迟缓性痛；叩痛（＋）。

慢性溃疡性牙髓炎：探查洞底有穿髓孔，有探痛；对温度测验的反应敏感；叩诊无疼痛或轻度不适。

慢性增生性牙髓炎：多见于青少年的乳、恒磨牙。红色的肉芽组织（牙髓息肉）充满大而深的龋洞；探诊不痛但易出血；冷测敏感或反应迟缓。

（三）诊断

（1）长期冷、热刺激痛或咀嚼痛，可有钝痛或自发隐痛，多可定位。也有就诊时无明显自觉症状，既往有自发痛史的情况。

（2）可查及深龋洞、深牙周袋或其他牙体硬组织疾病的患牙。探诊可发现穿髓孔，探痛明显；也可无穿髓孔或发现牙髓息肉。

（3）温度测试反应异常。

（4）叩诊不适或叩痛（＋），可作为诊断的辅助参考指标。

临床一般诊断为"慢性牙髓炎"即可。如患牙有上述各型的典型表现，可进一步分别诊断为闭锁性、溃疡性及增生性牙髓炎。需要注意的是如果无典型临床症状的深龋患牙，在去除腐质时发现有露髓孔或在去腐未净时已经露髓，则也应诊断为"慢性牙髓炎"。

（四）治疗

（1）治疗原则为保存患牙，牙髓摘除后行根管治疗。

（2）有条件者可完成一次性根管治疗。

四、逆行性牙髓炎

（一）概述

逆行性牙髓炎是牙周病患牙的牙周组织破坏后，感染通过根尖孔或侧支根管、副根管进入牙髓引起的牙髓炎症。

（二）临床表现

1.自觉症状

（1）有长时间的牙周炎病史，患牙反复肿痛、松动。

（2）近期出现急、慢性牙髓炎症状。

2.临床检查

（1）患牙未查及可引发牙髓炎的牙体硬组织疾病。

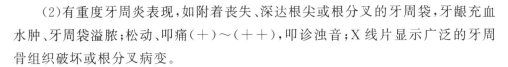

（2）有重度牙周炎表现，如附着丧失、深达根尖或根分叉的牙周袋，牙龈充血水肿、牙周袋溢脓；松动、叩痛（＋）～（＋＋），叩诊浊音；X线片显示广泛的牙周骨组织破坏或根分叉病变。

（三）诊断

（1）自发性和阵发性疼痛，冷、热刺激痛或有放射性疼痛。

（2）检查牙体一般无深龋洞，但可发现深牙周袋或附着丧失。

（3）温度测验敏感，炎症晚期则反应迟钝。

（四）治疗

（1）根据患牙牙周病变的程度和牙周治疗的预后来决定是否可保留患牙。

（2）患牙如能保留，需摘除牙髓，消除症状，行根管治疗。

（3）同时进行牙周系统治疗。

（4）如牙周病变严重，治疗预后差，拔除患牙后即可止痛。

五、牙髓坏死

（一）概述

牙髓坏死是指由于牙髓组织的急性或慢性炎症，或者创伤所致血液循环障碍等因素造成的牙髓组织死亡，也可由牙髓退行性变导致牙髓渐进性坏死。

（二）临床表现

（1）患牙一般无自觉症状。

（2）患牙牙冠可变色。

（三）诊断

（1）一般无自觉症状，既往可有自发痛史、外伤史，无肿胀史。

（2）可查到深龋或充填物，或仅有牙冠颜色改变，呈暗红色或灰黄色，失去光泽。

（3）穿髓孔探诊无反应，叩诊轻度不适或无不适。

（4）牙髓温度或电活力测试均无反应。

（5）开放髓腔时可有恶臭。

（6）牙龈无根尖来源的瘘管。

（7）X线片显示根尖周组织无明显异常。

（四）治疗

（1）根尖孔未完全闭合的年轻恒牙先行根尖诱导成形术，再行根管治疗术。

（2）根尖孔已闭合的恒牙可直接行根管治疗。

（3）如前牙变色可在根管治疗后行牙内漂白，或行贴面、全冠等修复以改善外观。

六、残髓炎

（一）概述

经过牙髓治疗后，仍然残存的牙髓组织发生的炎性反应，称为残髓炎。

（二）临床表现

（1）自发性钝痛，放射性痛，温度刺激痛。

（2）有咬合不适感或轻微咬合痛。

（三）诊断

（1）患牙有牙髓治疗史。

（2）有自发性钝痛等牙髓炎症状。

（3）温度刺激痛和咬合痛；温度测试有活力，通常较为迟缓。

（4）叩痛或叩诊不适。

（5）去除原充填物探查发现根管内有探痛的残髓。

（四）治疗

患牙需要重做根管治疗。

七、牙内吸收

（一）概述

牙内吸收又称特发性吸收，为牙髓组织发生的肉芽性变，其病因不明。

（二）临床表现

（1）一般无自觉症状，多在 X 线检查时偶然发现。

（2）少数病例可出现自发性阵发痛、放射痛和温度刺激痛等牙髓炎症状。

（三）诊断

（1）一般无自觉症状，少数病例可出现类似牙髓炎症状。

（2）晚期可见粉红色牙冠或牙冠穿孔甚至折断。

（3）叩诊正常或有不适感。

（4）牙髓活力测试的反应可正常，也可表现为迟钝。

（5）X 线检查可见髓室或根管有不规则扩大的影像。

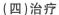

(四)治疗

(1)吸收不严重的患牙做根管治疗。

(2)吸收严重、硬组织破坏较多的牙应拔除。

八、牙髓钙化

(一)概述

牙髓钙化可发生于健康或老年人的牙髓,但发生率随年龄增加,牙髓钙化有两种形式,一种是结节性钙化,又称髓石;另一种是弥漫性钙化,严重者可造成整个髓腔闭锁。

(二)临床表现

(1)一般无自觉症状。

(2)极少病例发生自发性放射性疼痛,与温度刺激无关。

(三)诊断

(1)X线检查发现髓腔内有髓石。但应注意的是一些牙髓钙化病例在 X 线片上显示不阻射。

(2)确定疼痛是否为髓石所引起,必须排除其他牙髓病因后才能确诊。

(四)治疗

(1)无症状牙可不处理。

(2)有症状患牙需行根管治疗。

第四节　根　尖　周　病

一、急性根尖周炎

(一)概述

急性根尖周炎是发生于牙根尖周围组织的局限性炎症,以剧烈的持续性痛和(或)肿胀为特征。急性根尖周炎可由急性牙髓炎向根尖周组织扩展而来,但更常见的是慢性炎症的急性发作。

(二)临床表现

(1)病变初期症状主要表现为患牙咬合痛。随着病变发展,患牙浮出和伸长感逐渐加重,可出现自发性、持续性的钝痛,轻叩患牙和用患牙咀嚼均会引起疼痛。疼痛范围局限于患牙根部,患者能定位患牙。

(2)病变发展到急性化脓性根尖周炎,根据脓液集聚区域不同,所表现的症状各异。

根尖周脓肿:患牙有持续、剧烈的疼痛,伸长感加重,咬合剧痛。患牙根尖部牙龈黏膜潮红,扪诊疼痛。

骨膜下脓肿:患牙的持续性、搏动性跳痛更加剧烈,患牙浮起、松动,叩诊剧痛,牙龈红肿,移行沟变平,根尖区压痛明显。严重病例可出现颌面部蜂窝织炎,软组织肿胀,患者呈痛苦面容,所属淋巴结可出现肿大、压痛,可伴有白细胞计数增多、体温升高等全身症状。

黏膜下脓肿:患牙局部压力减低,自发性胀痛和咬合痛随之减轻,黏膜下肿胀隆起,脓肿表浅易破溃,波动感明显。

(三)诊断

(1)患牙可查及牙体缺损(如龋洞)、充填体或其他牙体硬组织疾病,可有牙髓治疗史。

(2)患牙有典型的咬合疼痛症状,从初期的轻微痛,逐渐发展到持续性剧烈跳痛,疼痛能明确定位。

(3)牙髓多无活力,牙冠变色。叩诊疼痛,甚至剧痛,扪压患牙根尖部位可有不适或疼痛,患牙有不同程度松动。脓肿形成阶段可见根尖区牙龈红肿,移行沟变浅、有压痛。后期脓肿局限并有波动感。

(4)X线片显示根尖周病无明显异常表现或根尖周病膜间隙略有增宽。若为慢性根尖周炎急性发作者,呈根尖周牙槽骨破坏的透射影像。

(四)治疗

(1)消除急性炎症,缓解疼痛症状。急性根尖周炎应及时开放髓腔引流,已形成脓肿可切开排脓。

(2)消除病灶,保存患牙。急性症状控制后行根管治疗。

二、慢性根尖周炎

(一)概述

慢性根尖周炎是指根管内长期存在感染及病原刺激物而导致根尖周围组织

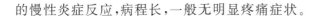

的慢性炎症反应,病程长,一般无明显疼痛症状。

(二)临床表现

(1)可查及牙体缺损(如龋洞)、充填体或其他牙体硬组织疾病,可有牙髓治疗史。

(2)无明显自觉症状,可有咀嚼不适感。叩诊不适或轻度叩痛。

(3)牙冠变色,失去光泽。牙髓活力测试无反应。

(4)有窦型慢性根尖周炎者可查及窦道开口。

(5)X线检查显示根尖区骨质变化影像,由于慢性根尖周炎中根尖周肉芽肿、慢性根尖周脓肿和根尖周囊肿这3种类型单纯依靠临床表现有时很难区别,借助X线检查亦不容易准确分辨,加之它们的治疗原则和方法基本相同。因此,在临床诊断时可统称为"慢性根尖周炎"。如能对3种类型加以区分,则有助于疾病预后。①根尖部透射影圆形,范围较小,直径<1 cm,边界清晰,周围骨质正常或稍显致密,多考虑为根尖周肉芽肿;②根尖区透射影边界不清楚,形状也不规则,周围骨质较疏松呈云雾状,慢性根尖周脓肿的可能性大;③较小的根尖周囊肿在根尖片上显示的透射影像与根尖周肉芽肿难以区别,大的根尖周囊肿可见有较大的圆形透影区,边界很清楚,并由一圈由致密骨组成的阻射白线围绕。

(三)诊断

(1)患牙X线片上根尖区呈骨质改变的影像。

(2)患牙牙髓活力测试无反应。

(3)患牙可有牙髓病史、反复肿痛史病或牙髓治疗史。

(四)治疗

(1)依据根尖周病变范围和性质决定治疗方案。

(2)病变范围局限者,行根管治疗保存患牙;病变范围较大者,行根管治疗后观察,必要时辅以手术治疗;根尖病变范围过大者,可考虑拔除患牙。

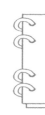

第二章 牙周疾病

第一节 牙 龈 病

牙龈病是指局限于牙龈组织的病变,以牙龈组织的炎症为主要特征或为全身疾病在牙龈的表现。以菌斑引起的牙龈病最为常见,全身因素可诱发或加重某些牙龈病。

一、慢性龈炎

(一)概述

慢性龈炎是指位于游离龈和龈乳头的慢性炎症,是菌斑性牙龈病中最常见的疾病,又称边缘性龈炎或单纯性龈炎。

(二)临床表现

1.自觉症状

患者常因刷牙或咬硬物时牙龈出血就诊,甚至有时出现自发性牙龈出血,或有口臭,牙龈局部痒、胀、不适等。

2.临床检查

(1)牙龈色、形、质的改变:如牙龈呈暗红色,龈缘变厚,龈乳头圆钝肥大,质地松软脆弱。

(2)由于牙龈组织的水肿或增生,龈沟的探诊深度可达 3 mm 以上,但无附着丧失。

(3)龈沟探诊出血。

(4)龈沟液量增多,有些患者还可出现牙周溢脓。

(三)诊断

1.诊断

根据临床表现,龈缘附近牙面有菌斑、牙石堆积或存在其他菌斑滞留因素等,即可诊断。

2.鉴别诊断

(1)与早期牙周炎鉴别:有无附着丧失和牙槽骨吸收是鉴别慢性龈缘炎和牙周炎的要点。

(2)与血液病引起的牙龈出血鉴别:以牙龈出血为主诉的患者需注意与血液系统疾病鉴别,血液检查有助于诊断。

(3)与坏死性溃疡性龈炎鉴别:坏死性溃疡性龈炎疼痛症状明显,有特征性的龈乳头和龈缘的坏死。慢性龈炎无自发痛。

(四)治疗

(1)口腔卫生指导,菌斑控制。

(2)通过洁治术清除菌斑及牙石,消除造成菌斑滞留和刺激牙龈的局部因素,如减少食物嵌塞或去除不良修复体等。

(3)炎症较重时可配合局部用药,如 $1\% \sim 3\%$ 过氧化氢溶液、碘制剂、漱口液等。

(4)炎症消退后,牙龈纤维增生不能恢复正常牙龈形态者,可采用牙龈成形术或牙龈切除术。

(5)定期复查复治,维持疗效。

二、青春期龈炎

(一)概述

青春期龈炎是发生于青春期少年的慢性非特异性牙龈炎。菌斑是青春期龈炎的主要病因,青春期性激素水平变化使牙龈的炎症加重。

(二)临床表现

青春期龈炎与慢性龈炎的牙龈炎症表现类似,且容易出现牙龈肥大。

(三)诊断

患者处于青春期,牙龈炎症反应明显。

(四)治疗

同慢性龈炎。由于激素的作用及患者的年龄特点,往往难以实现理想的菌斑控制,牙龈炎症不易消退,临床医师应充分注意。

三、妊娠期龈炎

(一)概述

女性在妊娠期间,由于激素水平升高,原有的牙龈慢性炎症加重,称为妊娠期龈炎,分娩后病损可自行减轻或消退。

妊娠期还可能形成牙龈瘤样改变(实质为炎症性肉芽组织而非肿瘤),称为妊娠期龈瘤或孕瘤。

(二)临床表现

(1)患者一般在妊娠前即有不同程度的慢性龈炎,妊娠后炎症加重,分娩后可减轻至妊娠前水平。

(2)龈缘和龈乳头呈鲜红或暗红色,松软而光亮,或呈现显著的炎性肿胀、肥大,有龈袋形成,易出血。龈缘附近牙面有菌斑、牙石堆积。

(3)妊娠期龈瘤常发生于单个牙间乳头,通常始发于妊娠第 3 个月,迅速增大,一般直径不超过 2 cm,色泽鲜红光亮或暗紫,极易出血,有蒂或无蒂。妊娠期龈瘤较大时常妨碍进食或因被咬破而感染。

(三)诊断

(1)妊娠期妇女牙龈呈鲜红色,高度水肿、肥大,极易出血,可据此临床表现诊断为妊娠期龈炎,或由龈瘤样病变即可诊断为妊娠期龈瘤。

(2)长期口服避孕药的妇女可有类似妊娠期龈炎的症状,诊断时应详细询问病史。

(四)治疗

同慢性龈炎,辅助药物治疗时应注意药物的安全性评价。

(1)口腔卫生指导,菌斑控制。

(2)对妊娠期龈炎患者,去除局部刺激因素,如菌斑、牙石、不良修复体等。动作应轻柔,减少疼痛和出血,炎症较重者,可用 1% 过氧化氢溶液和生理盐水冲洗,口腔内尽量不放药,选用安全的含漱剂。

(3)对妊娠期龈瘤患者,尽量用保守疗法。对一些体积太大而妨碍进食或出血严重的妊娠期龈瘤,可酌情考虑做简单的手术切除。手术时机应尽量选择在妊娠期第 4~6 个月,以免引起流产或早产。

(4)治疗后强化口腔卫生指导,以维持疗效。

四、牙龈瘤

(一)概述

牙龈瘤是指发生于牙龈乳头的炎症反应性瘤样增生物。它来源于牙周膜及牙龈的结缔组织,并无肿瘤的生物学特征和结构,故非真性肿瘤,但切除后易复发。

(二)临床表现

(1)女性患者较多,多发于唇(颊)侧的龈乳头,舌(腭)侧较少见。

(2)一般为单颗牙发生。瘤样增生物呈球形或椭圆形,有蒂如息肉状或无蒂基底宽,大小不一。由于组织病理学表现不同,牙龈瘤呈现出不同的颜色和质地:纤维型龈瘤质地坚韧,颜色粉红,不易出血;肉芽肿型龈瘤色暗红,质地较软,触之易出血;血管型龈瘤颇似血管瘤,损伤后极易出血,妊娠期龈瘤多为此型。

(3)生长较慢,无自觉症状。

(4)病程较长者可出现牙槽骨吸收,牙齿松动、移位。

(三)诊断

(1)根据上述临床表现和术后病理检查诊断。

(2)与牙龈的恶性肿瘤鉴别,恶性肿瘤生长迅速,表面呈菜花样溃疡,牙槽骨破坏,活体组织检查即可明确诊断。

(四)治疗

牙周基础治疗后手术切除。应注意对妊娠期龈瘤手术治疗时机的把握。

五、牙龈纤维瘤病

(一)概述

牙龈纤维瘤病为罕见的弥漫性牙龈纤维性增生,又称家族性或特发性牙龈纤维瘤病。病因不明,有家族史或无家族史。

(二)临床表现

(1)幼年即可发病,最早发生在乳牙萌出后,可波及全口牙龈。多见于儿童,也可见于成人。

(2)牙龈广泛而严重的纤维性增生,波及龈缘、龈乳头和附着龈,质地坚韧,色泽粉红。增生的牙龈覆盖部分或全部牙冠,牙齿可能被推挤移位。

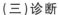

（三）诊断

根据典型的临床表现和家族史诊断，但无家族史的广泛而严重的牙龈纤维性增生在排除其他因素所致的牙龈增生后也可诊断为本病。

（四）治疗

手术切除增生的牙龈并修整外形，但易复发，复发后可再次手术。

六、药物性牙龈肥大

（一）概述

因长期服用某些药物，如抗癫痫药（苯妥英钠）、免疫抑制剂（环孢素），以及钙通道阻滞剂（硝苯地平、维拉帕米）等而引起的牙龈纤维性增生和体积肥大。

（二）临床表现

（1）唇（颊）侧和舌（腭）侧的龈缘和龈乳头实质性肥厚，龈乳头常呈球状或结节状突起并互相靠近或相连，严重时附着龈也明显增厚。增生的牙龈可部分或全部覆盖牙冠，甚至将牙齿挤压移位。

（2）增生的牙龈质地坚韧略有弹性，呈淡红色，探之不易出血。

（3）长期的牙龈形态改变，使局部失去自洁作用，导致菌斑、牙石堆积，可伴发牙龈炎症。

（三）诊断

（1）根据牙龈实质性增生的特点和长期服用上述药物史，即可诊断。

（2）与牙龈纤维瘤病鉴别：牙龈纤维瘤病可有家族史，无服药史，幼年即可发病。可同时累及龈缘、龈乳头和附着龈，牙龈纤维瘤病的增生程度较药物性牙龈肥大重。

（四）治疗

（1）指导患者严格控制菌斑。

（2）去除局部刺激因素，如洁治、刮治，局部用药，消除导致菌斑滞留的因素。例如一些症状较轻的病例，经上述处理后，牙龈增生可明显好转，甚至痊愈。

（3）增生严重并影响美观和口腔自洁作用的病例，可在炎症控制后做牙龈切除术或牙龈成形术，恢复牙龈的生理外形。

（4）必要时与相关的专科医师协商，停用引起牙龈增生的药物，更换其他药物。

（5）需长期服用苯妥英钠、环孢素和硝苯地平等药物者,用药前和用药后应定期行口腔检查,消除局部致病因素,能减少本病的发生。

七、急性坏死性溃疡性龈炎

（一）概述

急性坏死性溃疡性龈炎是指发生于龈缘和龈乳头的急性炎症和坏死,又称梭杆菌螺旋体性龈炎或战壕口。按照牙周病的新分类法命名,本病与坏死性溃疡性牙周炎合称为坏死性牙周病。

（二）临床表现

（1）青壮年男性多见。营养不良或因全身疾病而使机体免疫的功能低下的儿童也可发生,若治疗不及时,可发展为走马疳。

（2）常有明显的诱因,如过度疲劳、精神紧张、大量吸烟、机体免疫功能低下或缺陷者(如白血病、恶性肿瘤、艾滋病患者等)易发生本病。

（3）起病急,常以牙龈自发性出血和明显疼痛为主诉。

（4）龈乳头和龈缘坏死为特征性损害。

（5）腐败性口臭。

（6）部分患者可有轻度全身不适、低热和淋巴结肿大。

（7）坏死区底部细菌涂片检查可见大量梭形杆菌和螺旋体。

（8）急性期治疗不彻底或反复发作可转为慢性坏死性龈炎,表现为龈乳头严重破坏甚至消失,龈乳头处的牙龈高度低于龈缘高度,呈反波浪状。

（9）个别患者病损波及深部牙周组织,引起牙槽骨吸收、牙周袋形成和牙齿松动,称为坏死性溃疡性牙周炎。

（三）诊断

（1）起病急,多有明显的诱因。

（2）常以牙龈自发性出血和明显疼痛为主诉。

（3）有龈乳头和龈缘坏死表现。

（4）有特殊的腐败性口臭。

（5）坏死区底部涂片检查可见大量梭形杆菌和螺旋体。

（四）治疗

（1）口腔卫生指导,菌斑控制。建议患者立即更换牙刷,以防止再次感染。

（2）轻轻去除坏死组织,病情允许时初步去除大块龈上牙石。

（3）用 1‰～3‰过氧化氢溶液局部擦拭、冲洗、反复含漱。

（4）必要时全身服用抗厌氧菌药物,如甲硝唑等。

（5）采取支持疗法,加强营养,积极治疗全身疾病。

（6）急性期过后,积极治疗原已存在的牙周病,防止复发。

八、白血病的牙龈病损

（一）概述

有些白血病患者因牙龈肿胀、疼痛而首先到口腔科就诊。这种牙龈肿胀并非原发于牙龈本身的病变,而是由于大量不成熟的、无功能的白细胞在牙龈组织中浸润和积聚,使牙龈发生肿胀、坏死。由于牙龈肿胀、出血,局部自洁作用差,大量菌斑积聚,又加重了牙龈的炎症。白血病患者的口腔表现多种多样,怀疑该病时,应做初步的血常规和血涂片检查,并请内科医师会诊。

（二）临床表现

（1）白血病的牙龈病损可波及龈乳头、龈缘和附着龈,常为全口性病损。

（2）牙龈肿大,颜色暗红或苍白,质地松软脆弱。

（3）因幼稚血细胞浸润,末梢血管栓塞,局部抗感染能力差,龈缘处可有坏死、溃疡,并有假膜覆盖,口臭明显。当梭形杆菌和螺旋体大量繁殖时,可在白血病基础上伴发急性坏死性溃疡性龈炎。

（4）有明显的出血倾向,龈缘常有血块或渗血,不易止住,口腔黏膜可有出血点或瘀斑。

（5）可有消瘦、低热等全身症状

（6）血常规及血涂片检查见血细胞数目及形态异常。

（三）诊断

可疑白血病患者应及时转至血液科进一步诊治。

（四）治疗

（1）口腔卫生指导,菌斑控制。

（2）及时转血液科确诊和治疗,口腔科治疗应与内科医师密切协商。

（3）口腔科以保守治疗为主,切忌做活体组织检查或手术治疗。

（4）遇出血不止时,可局部用药或压迫止血,全身注射或服用止血剂的效果不太确切。

（5）龈沟冲洗、上药,漱口液含漱。

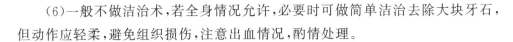

(6)一般不做洁治术,若全身情况允许,必要时可做简单洁治去除大块牙石,但动作应轻柔,避免组织损伤,注意出血情况,酌情处理。

九、急性龈乳头炎

(一)概述

牙龈乳头因机械作用或化学刺激,出现的局限性急性非特异性炎症。

(二)临床表现

(1)自发性胀痛。

(2)牙龈乳头发红肿胀,探触痛明显,易出血。

(3)有龈乳头受到机械作用或化学刺激的病史,有时局部可见嵌塞的食物等刺激物。

(4)患牙可有轻度叩痛。

(5)有时疼痛表现为明显的自发痛和中度的冷、热刺激痛,需与牙髓炎鉴别。

(三)诊断

(1)根据典型的临床表现即可诊断。

(2)与牙髓炎鉴别:牙髓炎具有典型的疼痛症状,有引起牙髓病变的牙体损害或其他病因,温度测验极为敏感。

(四)治疗

(1)去除嵌塞的食物、充填体悬突、鱼刺等局部刺激因素。

(2)去除菌斑、牙石,局部冲洗、上药,缓解急性炎症。

(3)急性炎症消退后彻底去除病因,如消除食物嵌塞、治疗邻面龋、修改不良修复体等。

第二节 牙 周 炎

牙周炎是牙周组织的慢性炎症性疾病,表现为以牙周袋形成、牙周附着丧失和牙槽骨吸收为特点的牙齿支持组织破坏。牙菌斑生物膜是牙周炎发生的始动因子,宿主反应决定着牙周炎发生发展的范围和程度。牙周炎是导致我国成年人失牙的首位原因。

一、慢性牙周炎

(一)概述

慢性牙周炎是最常见的一类牙周炎,约占牙周炎患者的95%。本病可发生于任何年龄,但大多数患者为成年人(35岁以上)。慢性牙周炎的起病和发展是一个非常缓慢的过程,也可有一部分病例在某些条件下出现短期的快速破坏,病情迅速加重。

(二)临床表现

(1)牙龈炎症:牙龈呈鲜红色或暗红色、质地松软、易出血、龈缘变厚,龈乳头变圆钝,牙龈组织表面光亮,点彩消失。在慢性炎症的情况下,牙龈可变得坚韧、肥厚。

(2)牙周袋形成与附着丧失:牙周袋形成是慢性牙周炎最重要的病理改变和临床特征之一;是否有附着丧失的发生,是区别龈炎和牙周炎的关键。

(3)牙槽骨吸收:常可表现为水平型吸收、垂直型吸收、凹坑状吸收以及其他形式的骨变化。

(4)可出现牙齿松动和移位。

(5)可伴发牙周-牙髓联合病变、根分叉病变、牙周脓肿、牙龈退缩和牙根面敏感。

(三)诊断

(1)牙龈红肿或探诊后出血。

(2)探诊深度>3 mm,且附着丧失>1 mm。

(3)X线片显示牙槽骨吸收。

(四)治疗

慢性牙周炎的治疗原则是有效清除和控制菌斑及其他致病因子,消除炎症并促进牙周组织的修复和再生,恢复牙周组织的生理形态,重建具有稳定的、良好功能的牙列。具体方案如下。

1.牙周基础治疗

(1)口腔卫生指导,菌斑控制。

(2)施行洁治术、根面平整,以消除龈上和龈下菌斑、牙石,平整根面。

(3)消除菌斑滞留因素和其他局部刺激因素。

(4)拔除无保留价值或预后极差的牙。

(5)炎症控制后进行必要的咬合调整,如有需要可做松动牙暂时性固定。

(6)药物治疗:对有明显的急性炎症或某些重症患者,可局部或全身应用抗菌药物。

(7)尽可能纠正全身危险因素或环境危险因素,如控制全身疾病、戒烟等。

2.牙周手术治疗

在基础治疗后4~6周,对牙周情况再进行一次评估。若仍有较深的牙周袋(≥5 mm),且探诊有出血,或根面牙石不易彻底清除、炎症不能控制,或有牙龈及骨形态不良、膜龈关系不正常时,可根据病情选择各种牙周手术治疗。

3.正畸与修复治疗

正畸与修复治疗一般在牙周手术治疗后3个月进行。

4.牙周支持治疗

牙周支持治疗是牙周系统性治疗计划中不可缺少的部分,是牙周疗效得以长期保持的先决条件。在基础治疗结束后牙周支持治疗即开始,其内容包括定期复诊、检查患者的菌斑控制情况和牙周健康状况,根据复查发现的问题进行治疗和口腔卫生指导。

二、侵袭性牙周炎

(一)概述

侵袭性牙周炎是一组在临床表现和实验室检查均与慢性牙周炎有明显区别的牙周炎,发生于全身健康者,具有家族聚集性,疾病进展迅速。这类牙周炎多发于青少年,但也可见于成年人。本病一般发展较迅猛,但有间歇性静止期。

(二)临床表现

侵袭性牙周炎分为局限型侵袭性牙周炎和广泛型侵袭性牙周炎。

1.局限型侵袭性牙周炎

(1)年龄与性别:青春期前后发病,女性多于男性。

(2)口腔卫生情况:早期患者的菌斑、牙石量少,但牙周破坏已很严重,菌斑堆积量与牙周破坏的严重程度不相关。

(3)好发牙位:局限于第一磨牙和切牙,至少2颗恒牙有邻面附着丧失,其中1颗是第一磨牙,非第一磨牙和切牙的其他牙不超过2颗。

(4)X线片显示第一磨牙邻面呈垂直型吸收,近远中邻面的垂直型吸收则呈典型的"弧形吸收"。

(5)快速牙周附着丧失和牙槽骨破坏。

（6）早期出现牙齿松动和移位。

（7）家族集聚性。

2.广泛型侵袭性牙周炎

（1）通常发生在30岁以下,但也可见于年龄更大者。

（2）广泛的邻面附着丧失,累及至少3颗非第一磨牙和切牙的恒牙。

（3）严重而快速的附着丧失和牙槽骨破坏,呈明显的间歇性。

（4）在活动期,牙龈有明显的炎症。

（5）多数患者有大量的菌斑、牙石,也可很少。

（6）部分患者有中性粒细胞和(或)单核细胞的功能缺陷。

（7）一般患者对常规治疗和全身药物治疗有明显的疗效,但有少数患者对任何治疗都表现为效果不佳。

(三)诊断

1.局限型侵袭性牙周炎

（1）发病年龄早,患者多为青春期前后。常有家族聚集史。

（2）菌斑堆积量与牙周破坏的严重程度不相关。

（3）好发于第一磨牙和切牙。

（4）牙周组织破坏迅速,早期出现牙齿松动和移位。

（5）X线片可见第一磨牙处典型的"弧形吸收"。

2.广泛型侵袭性牙周炎

临床上常以年龄(30岁以下)和全口大多数牙的重度牙周破坏作为诊断广泛型侵袭性牙周炎的标准,也就是说牙周破坏程度与年龄不相关。但必须先排除一些明显的局部和全身因素。

(四)治疗

1.早期治疗,防止复发

患者常因本病而拔牙,因此特别强调早期、彻底的治疗。

2.彻底的局部治疗

彻底的局部治疗包括洁治、刮治、根面平整、牙周手术等,使牙周组织破坏的进程停止,病变转入静止期。

3.全身抗菌疗法

本病单纯用刮治术不能消除入侵牙龈中的细菌,故临床易复发,主张全身应用抗生素。

4.调整机体防御功能

调整机体防御功能也可采用中医中药调整全身状态。

5.移位牙的正畸治疗

正畸治疗过程中需加强对菌斑的控制和对牙周病情的监控。

6.疗效维护

本病治疗后较易复发,应加强维护期的复查和治疗,根据病情和菌斑的控制情况调整复查间隔。

第三节　种植体周病

种植体周病是发生于种植体周软、硬组织的炎症损害,包括种植体周黏膜炎和种植体周炎(简称种周炎)。种植体周黏膜炎仅累及软组织是可逆的,类似于牙龈炎;而种植体周炎不仅累及软组织还累及深层支持种植体的牙槽骨,造成骨吸收,如不及时治疗,将导致持续的骨吸收和种植体-骨界面原有的结合分离,最终使种植体松动、脱落,类似于牙周炎。种植体周炎是影响种植修复体远期效果、导致种植治疗失败的主要原因之一。

一、种植体周黏膜炎

(一)概述

种植体周黏膜炎的病变局限于种植体周的软组织,不累及深层的骨组织,类似于牙龈炎。适当的治疗可使疾病逆转,恢复至正常。

(二)临床表现

(1)在种植修复体上和种植体与基台连接处有沉积的菌斑、牙石。

(2)刷牙、咬物或碰触时种植体周软组织出血。

(3)种植体周黏膜充血发红、水肿光亮、质地松软、乳头圆钝或肥大,探诊后出血,严重时可有溢脓,并可能出现疼痛。

(4)种植体不松动。

(5)X线片显示种植体与牙槽骨结合良好,无透影区及牙槽骨吸收。

(三)诊断

(1)种植体周软组织红肿,探诊后出血。

（2）X线检查显示无种植体周骨吸收。

（四）治疗

1.机械性清除菌斑

如果在种植修复体上有沉积的菌斑、牙石,种植体周黏膜探诊出血、无溢脓,探诊深度≤4 mm,则采用机械方法清除天然牙齿及种植义齿各个部分的菌斑、牙石,包括种植体颈部、种植体基台、种植体上部结构软组织面等处的菌斑、牙石。

2.氯己定的应用

如果种植体部位探诊出血、探诊深度4～5 mm,则在机械性清除菌斑和牙石基础上,再配合使用氯己定治疗。

二、种植体周炎

（一）概述

种植体周炎的病变不仅侵犯种植体周软组织,还累及深层的骨组织,类似牙周炎。适当的治疗可阻止疾病的发展。

（二）临床表现

（1）种植体周黏膜炎的前3项症状和表现。

（2）种植体周袋形成,探诊深度较种植修复后时的探诊深度增加,探诊深度＞4 mm;种植体周袋溢脓,可能会有窦道形成。

（3）X线检查显示种植体周围牙槽骨吸收。

（4）种植体松动:病变严重者可发生种植体松动,甚至出现种植体脱落。

（三）诊断

1.种植体周软组织发生了附着丧失

用轻力(0.25 N)探诊时探诊深度较前次探诊时加深,种植体周软组织沟底发生了根向移位。

2.种植体周骨吸收

通过X线检查来观察种植体周支持骨的高度,并与种植修复体完成时骨的高度相比较,如果骨嵴顶高度降低2 mm以上,则为种植体周骨吸收。

（四）治疗

（1）机械性清除菌斑。

（2）氯己定的应用。

（3）抗菌药物治疗:如果种植体部位有探诊出血、溢脓或无溢脓,探诊深度≥6 mm且X线片显示有骨吸收,但骨吸收≤2 mm,应首先进行机械治疗和应用氯己定抗感染治疗,同时配合使用抗菌药物,全身给药或局部使用控释药物。

（4）手术治疗:对种植体周感染已得到控制,但骨缺损>2 mm者,需进行手术治疗。

（5）一旦种植体出现松动,则认为种植失败,需取出种植体,进行其他修复或考虑重新行种植修复。

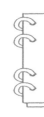

第三章　口腔黏膜疾病

第一节　复发性阿弗他溃疡

一、概述

复发性阿弗他溃疡是具有周期性复发和自限性特征的口腔黏膜溃疡,分为轻型、重型和疱疹型。

二、临床表现

(1)轻型或疱疹型复发性阿弗他溃疡:溃疡小,呈圆形或椭圆形,好发于角化较差区域,边缘光整,基底柔软,中心凹陷,周围红晕,表面可覆有黄色假膜。轻型复发性阿弗他溃疡常为数枚,疱疹型复发性阿弗他溃疡常为数十枚。

(2)重型复发性阿弗他溃疡:溃疡单发、直径>1 cm,好发于黏膜腺体丰富的区域,深及黏膜下层或肌层,周围红肿,边缘隆起,基底偏硬,愈合后留有瘢痕。溃疡可数月不愈。

(3)有明显的复发规律,并有初期→峰期→后期→愈合期→间歇期→复发期的周期性变化病程。

(4)患者有灼热、疼痛和刺激痛。重型复发性阿弗他溃疡可伴有淋巴结肿大、低热等全身症状。

三、诊断

(1)溃疡具有明显的复发规律或有明显的复发史。

(2)除重型复发性阿弗他溃疡外,溃疡呈圆形或椭圆形,边缘光滑不隆起,基底软,面积小,疼痛明显。

(3)长期不愈、溃疡边缘隆起、基底硬结疑为癌性溃疡者应做活体组织检查。

重型复发性阿弗他溃疡后期可见到腺泡破坏、腺导管扩张、腺小叶结构消失、肌束间水肿、炎症细胞浸润等病理特征。

（4）实验室检查：以内分泌、血液、免疫、微循环检查等作为辅助，有助于了解病因。

四、治疗

局部治疗与全身治疗相结合，能达到缩短溃疡发作期，延长间歇期，减轻疼痛和减少溃疡数量的疗效。

（一）局部治疗

局部治疗以消炎、止痛、促进愈合为原则。

1.消炎剂

可用曲安奈德口腔软膏、外用溃疡散、锡类散、冰硼散、珠黄散、青黛散等散剂局部涂布，或用 $2\% \sim 4\%$ 碳酸氢钠溶液、复方氯己定含漱液、0.1% 依沙吖啶溶液、复方硼砂含漱液等含漱，或应用有消炎作用的药膜、含片等。

2.止痛剂

如复方苯佐卡因凝胶、复方甘菊利多卡因凝胶、达克罗宁液、普鲁卡因液、利多卡因液等，溃疡局部涂布，饭前使用。

3.浸润注射剂

如曲安奈德注射液等，行溃疡下局部浸润，适用于重型复发性阿弗他溃疡。

4.理疗

激光、微波辐射、紫外线灯照射等可用于重型复发性阿弗他溃疡。

（二）全身治疗

全身治疗以对因治疗、减少复发为原则。

（1）针对可疑的系统性疾病做病因治疗。

（2）药物治疗，如糖皮质激素及其他免疫抑制剂。

对于有免疫功能亢进者，可视病情轻重选用此类药物，如泼尼松、地塞米松等。剂量较大时，应注意电解质平衡及其他不良反应，对高血压、动脉硬化、糖尿病、胃溃疡、骨质疏松、青光眼、癫痫等患者慎用。长期使用应注意停药反应。

病情较重者，可口服沙利度胺片，每天 $50 \sim 100$ mg，疗程视病情而定。应注意生育期的复发性阿弗他溃疡患者慎用，孕妇禁用。

此外，可考虑对重症病例少量使用细胞毒类药物，如环磷酰胺、甲氨蝶呤、硫唑嘌呤等。连续服用一般不超过 4 周。应注意长期大量使用细胞毒类药物可能有骨髓抑制，粒细胞计数减少，全血降低，肾功能损伤的情况，出现恶心呕吐、皮疹、皮炎、色素沉着、脱发、黄疸、腹水等不良反应。使用前必须了解肝肾功能和血常规,使用中注意不良反应。一旦出现,立即停药。

(3)免疫增强剂:对于有免疫功能低下者可考虑选用此类药物,如转移因子、胸腺素等。

(4)中医中药治疗:可辨证施治。如实热证可选用凉膈散加减;虚热证可选用六味地黄汤加减;血瘀证可选用桃红四物汤加减;气虚证可选用补中益气汤加减等。

本病经局部与全身综合治疗可收到一定疗效,但易复发。

第二节 创伤性溃疡

一、概述

创伤性溃疡是由机械性、化学性或物理性刺激因素引起的病因明确的口腔黏膜溃疡。

二、临床表现

不同病因引起的创伤性溃疡临床表现各有特点。

(一)压疮性溃疡

压疮性溃疡由残根、残冠或不良修复体长期慢性刺激造成,多见于老年人。溃疡深达黏膜下层,边缘轻度隆起,色泽灰白,疼痛不明显。

(二)自伤性溃疡

自伤性溃疡由咬唇、咬舌、咬颊或铅笔尖捅刺黏膜等自伤性不良习惯造成。溃疡长期不愈,基底略硬或有肉芽组织,略痛或有痒感。

(三)化学灼伤性溃疡

化学灼伤性溃疡由强酸、强碱误入口腔或苛性药物接触黏膜造成。表面有易碎白色假膜或组织坏死,疼痛明显。

(四)热灼伤性溃疡

热灼伤性溃疡由热损伤引起。溃疡表浅,有糜烂面,周边常有残留疱壁。

(五)Bednar 溃疡

因过硬的橡皮奶嘴反复摩擦婴儿上颚翼钩处黏膜所致的溃疡,称 Bednar 溃疡。溃疡位于硬腭双侧翼钩处,表浅、对称。婴儿常因疼痛而哭闹。

(六)Riga-Fede 溃疡

Riga-Fede 溃疡由过短舌系带与新萌锐利下颌中切牙长期摩擦引起。位于舌系带处,伴充血、肿胀,久之形成肉芽肿性溃疡,有坚韧感,影响舌活动。

三、诊断

(1)有明确机械性、物理性、化学性的致病因素。

(2)溃疡与致病因子在发生部位、外形上相吻合。

(3)长期不愈的溃疡,病理特征为非特异性炎症。

四、治疗

(1)尽快去除刺激因素:避免接触不良物理、化学刺激因素,拔除残根、残冠,调磨尖锐的牙体边缘,纠正不良习惯,改变婴儿喂食方式,手术纠正舌系带过短等。

(2)防止局部继发感染:可用复方氯己定含漱液、0.1%依沙吖啶溶液、复方硼砂含漱液等含漱;局部涂曲安奈德口腔软膏、外用溃疡散、养阴生肌散等。

(3)有全身症状和严重继发感染者内服或注射抗生素。

第三节 单纯疱疹

一、概述

单纯疱疹是由单纯疱疹病毒所致的皮肤黏膜疾病。临床上以出现成簇密集性小水疱为特征,有自限性,易复发。

二、临床表现

(一)原发性疱疹性口炎

以 6 岁以下儿童多见,尤其以 6 个月至 2 岁为多。成人亦可发生。潜伏期 4~7 天,有发热、乏力、咽痛等前驱症状。前驱期 1~2 天,在黏膜广泛充血水肿后,出现成簇的小水疱。疱壁透明菲薄、易破,形成溃疡面和继发感染的糜烂面,约 10 天后自愈。唇及口周皮肤亦可罹患。

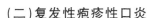

（二）复发性疱疹性口炎

有原发性疱疹性口炎病史，有发热、感冒、疲劳、创伤、局部机械刺激等诱因。常在原发部位复发，出现成簇的小疱，多发于唇及口唇周围皮肤。愈合后无瘢痕，但可有色素沉着。

三、诊断

（1）各年龄均可发病，原发性疱疹性口炎多见于 6 个月至 2 岁婴幼儿，复发性疱疹性口炎可见于各年龄组。

（2）可有单纯疱疹患者接触史，可有低热、头痛、咽喉肿痛、下颌下淋巴结肿大等前驱症状与体征。

（3）口腔黏膜任何部位及口周皮肤可出现成簇的小水疱、糜烂与血痂等。

（4）血常规检查白细胞计数一般无异常。

（5）必要时可根据病损组织脱落细胞光镜检查、病原体检测或分离培养、血清抗体检测等辅助诊断。

（6）病程 7～10 天，可复发。

四、治疗

（一）局部治疗

（1）抗病毒药物：皮肤及唇部病损区可涂阿昔洛韦软膏。

（2）消炎防腐类药物：复方氯己定含漱液，0.1％依沙吖啶溶液漱口或湿敷。

（3）散剂：如锡类散、养阴生肌散、西瓜霜粉剂等均可局部使用。

（4）继发感染时可以用 5％的金霉素甘油糊剂。

（5）物理治疗：可以选用氦氖激光治疗。

（二）全身治疗

（1）抗病毒治疗：可选用阿昔洛韦片，成人一次 200 mg，5 次/天，共 5 天；盐酸伐昔洛韦片，成人一次 300 mg，2 次/天，共 7 天。儿童药物用量应根据儿童病情、体重和药物说明书酌情确定。

（2）支持疗法：症状重者卧床休息、保持电解质平衡，补充维生素。

（3）发热者可酌情使用退热药，继发感染者可使用抗生素。

（4）还可采用中成药加以治疗或辨证施治。

第四节 带状疱疹

一、概述

带状疱疹是由水痘-带状疱疹病毒所引起的皮肤黏膜病,以出现单侧带状群集分布的水疱和神经痛为特征。发生在口腔的带状疱疹主要累及三叉神经。

二、临床表现

(1)前驱症状:低热、乏力,发疹部位有疼痛、烧灼感,三叉神经带状疱疹可出现牙痛。

(2)颜面部皮肤初起呈不规则或椭圆形红斑,数小时后在红斑上发生密集成群的透明小水疱,可融合为大疱、血疱、脓疱。数天后,疱液变混浊,逐渐吸收,终呈痂壳,1~2周脱痂,遗留色素可能逐渐消退,一般不留瘢痕,损害不超越中线。老年人的病程常为4~6周,也有超过8周者。

三叉神经第一支感染除累及额部皮肤外,还可累及角膜,甚至失明;三叉神经第二支感染累及唇、腭及颞下部、颧部、眶下皮肤;三叉神经第三支感染累及舌、下唇、颊及颏部皮肤。此外,病毒感染膝状神经节可出现外耳道或鼓膜疱疹,表现为耳痛、面瘫及外耳道疱疹三联症,称为 Ramsay-Hunt 综合征。

(3)口腔常累及唇、颊、舌、腭黏膜,表现为三叉神经分布区呈带状排列的红斑上有丛集成簇的小水疱,疱破裂后留下糜烂和溃疡,不超过中线。

(4)疹后神经痛持续较久,特别是老年患者,可能持续半年以上。

三、诊断

(1)特征性的单侧皮肤黏膜疱疹,沿三叉神经分支分布,不超过中线。

(2)剧烈的疼痛。

(3)可有前驱症状,如发热、倦怠、全身不适及食欲减退、牙痛患部皮肤和黏膜有灼热、瘙痒、疼痛等。

(4)夏秋季发病率较高,病程一般为2~3周。

四、治疗

(一)局部治疗

(1)抗病毒药物:皮肤和唇红部病损区可涂阿昔洛韦软膏等。

（2）消炎防腐类药物：复方氯己定含漱液、0.1％依沙吖啶溶液漱口或湿敷。

（3）散剂：如锡类散、养阴生肌散、西瓜霜粉剂等均可局部使用。

（4）继发感染时可以用5％的金霉素甘油糊剂。

（5）物理疗法：微波、毫米波、氦氖激光、紫外线局部照射。

（二）全身治疗

（1）抗病毒治疗：早期足量抗病毒治疗，特别是50岁以上的患者，有利于减轻神经痛，缩短病程。阿昔洛韦片，常用量一次800 mg，5次/天，共7～10天；盐酸伐昔洛韦片，成人一次300 mg，2次/天，共10天；泛昔洛韦片，一次250 mg，每8小时1次，共7天。

（2）止痛：可服用卡马西平片，初时每次50 mg，3次/天，逐渐增至每次100 mg。

（3）神经营养药物：口服维生素 B_1，一次10 mg，3次/天。

（4）糖皮质激素：应用有争议。主要用于无禁忌证的老年人，口服泼尼松，一次30 mg，1次/天，共7天。

（5）还可采用中成药加以治疗或辨证施治。

第五节　口腔假丝酵母病

一、概述

口腔假丝酵母病是由假丝酵母感染引起的急性、亚急性或慢性真菌病。现已知假丝酵母病中以白色假丝酵母致病性相对最强。

二、临床表现

（一）假膜型假丝酵母病

假膜型假丝酵母病好发于新生儿，表现为黏膜充血，表面有白色或蓝白色小斑点或丝绒状斑片，稍用力可擦掉。患儿烦躁不安、啼哭、哺乳困难，偶有轻度发热，全身反应一般较轻。成人长期应用抗生素或免疫抑制剂，或患有艾滋病者可表现为假膜型。

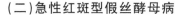

(二)急性红斑型假丝酵母病

急性红斑型假丝酵母病患者表现为口角黏膜充血糜烂及舌背乳头呈团块萎缩,周围舌苔增厚。急性红斑型假丝酵母病患者常有黏膜灼痛、口腔干燥、口角疼痛或溢血等症状。

(三)慢性红斑型假丝酵母病

慢性红斑型假丝酵母病常见于上颌义齿腭面接触的腭、龈黏膜,黏膜呈亮红色水肿,或有黄白色的条索状或斑点状假膜。

(四)慢性增殖性假丝酵母病

慢性增殖性假丝酵母病常见于颊黏膜、舌背、腭部,颊黏膜损害常对称地位于口角内侧三角区,损害呈结节状或颗粒状增生,或为固着紧密的白色角质斑块。

(五)慢性黏膜皮肤假丝酵母病

慢性黏膜皮肤假丝酵母病是一组特殊类型的假丝酵母感染,目前已证实是一种与自身免疫调节基因缺陷相关的疾病,病变范围累及口腔黏膜、皮肤及甲床等。

三、诊断

依靠病史和临床表现,结合实验室检查诊断。

(一)病史

有抗菌药物、皮质激素用药史;放射治疗史;义齿戴用史;贫血等血液系统疾病史;糖尿病及免疫功能低下等病史。

(二)临床症状和体征

口干、疼痛、烧灼感;口腔黏膜出现白色凝乳状假膜;舌背乳头萎缩、口角炎、口腔黏膜发红(红斑型);有白色角化斑块及肉芽肿样增生(增殖型)。

(三)实验室检查

病损区或义齿组织面涂片可见假丝酵母菌丝及孢子;唾液或含漱浓缩液培养及棉拭子真菌培养阳性。

(四)活体组织检查

用 PAS 染色可见菌丝垂直地侵入角化层,其基底处有大量炎细胞聚集,可形成微脓肿。

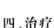

四、治疗

(一)去除各种刺激因素

如去除牙垢、牙石,保持口腔卫生,调整咬合,去除不良刺激因素。注意清洁义齿等。

(二)局部治疗

(1)2%～4%碳酸氢钠溶液漱口。轻症患儿可不使用其他药物,病变在2～3天内即可消失,但仍需继续用药数天,以预防复发。

(2)氯己定:选用0.02%～0.2%溶液冲洗或含漱。

(3)西地碘:3～4次/天,1片/次,含化后吞服。

(4)制霉菌素:局部用每毫升5万～10万的水混悬液涂布,每2～3小时1次,涂布后可咽下。

(5)咪康唑:散剂可用于口腔黏膜;霜剂适用于舌炎及口角炎,疗程一般为10天。

(三)全身治疗

(1)氟康唑片:口服,首次200 mg,以后1次100 mg,1次/天,疗程7～14天。

(2)伊曲康唑片:口服,1次100 mg,1次/天,疗程为15天。

(3)免疫功能低下或长期应用免疫抑制剂者,需调节机体免疫功能。

(四)手术治疗

慢性增殖性口腔假丝酵母病经抗真菌药物治疗效果不佳者可考虑手术治疗。

第六节　药物过敏性口炎

一、概述

药物过敏导致的单发于口腔黏膜的炎症称为药物过敏性口炎,是药疹的一种,指药物通过口服、含漱、注射或局部涂擦等不同途径进入机体内,使过敏体质者发生口腔黏膜变态反应。如伴有皮肤病损则称为药疹。

二、临床表现

(一)轻型药物过敏性口炎

1.前驱症状

可无或仅有轻度全身不适,头痛、咽痛及低热等。

2.口腔

多见于唇及颊、舌、腭。口腔黏膜明显充血发红、水肿,有时出现红斑、水疱,但疱会很快破溃形成糜烂或溃疡,有时在舌背及软腭可见疱破溃后残留的疱壁。病变面积较大,外形不规则,表面有较多渗出物,形成较厚灰黄或灰白色的假膜。病变处易出血,在唇部形成黑紫色血痂,张口受限,疼痛剧烈。唾液增多混有血液。局部淋巴结可肿大,压痛。

3.皮肤

好发于口唇周围,四肢下部,手、足的掌背,以及躯干部位。最常见的病损为红斑,可在红斑的基础上出现疱疹,称为疱性红斑。亦可出现丘疹。皮肤瘙痒不适,疼痛不明显。

病损有时表现为固定性药疹,即病损在同一部位以同样形式反复发生,如皮肤出现水肿性红斑伴水疱。停用过敏药物及治疗后,病损于 10 天左右可消退,遗留色素沉着。如再次使用该过敏药物常于数分钟或数小时后在原处又出现病损,复发时其他部位亦可出现新的病损。唇及口周皮肤是固定性药疹的好发部位。

(二)重型药物过敏性口炎

重型的药物过敏常为急性发病,有较重的全身症状,如高热、咽峡炎、头痛、肌肉痛、关节痛等。除口腔及皮肤外,其他腔孔黏膜,如眼睛、鼻腔、阴道、尿道、肛门等均可发生炎症及糜烂等。皮肤病损为全身性广泛红斑性水疱及大疱,可融合成大片糜烂面、红肿,疼痛剧烈,有些患者皮肤表皮松解。严重者气管、食管黏膜糜烂,甚至内脏器官受累,出现电解质紊乱,称为中毒性表皮坏死松解症。

三、诊断

(1)发病前有可疑致敏药物的用药史,用药后 24~48 小时发病。

(2)突然发生的急性炎症:口腔黏膜红斑、疱疹及大面积糜烂,且渗出多形成较厚的黄色假膜。皮肤有红斑、疱疹及丘疹等病变。生殖器或肛门可伴红斑、水疱和糜烂。眼结膜可有充血、发炎等。

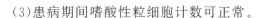

(3)患病期间嗜酸性粒细胞计数可正常。

四、治疗

(1)立即停用可疑致敏药物和与可疑致敏药物结构相似的药物。

(2)抗组胺药:可选用马来酸氯苯那敏、氯雷他定、西替利嗪等。

(3)葡萄糖酸钙加维生素C,静脉缓慢滴注。

(4)糖皮质激素:视病情轻重给药。例如口服泼尼松15～30 mg/d,连续5～7天,或氢化可的松100 mg加入5%～10%的葡萄糖液中静脉滴注等。

(5)病情特别严重时,可用肾上腺素皮下注射,或异丙肾上腺素加入5%葡萄糖液静脉滴注,可减轻变态反应引起的充血、水肿及渗出等病理反应,但有心血管疾病、甲状腺功能亢进症及糖尿病的患者慎用。

(6)为了预防继发感染,必要时谨慎选用一种抗生素,但必须注意所选药物与可疑致敏药物在结构上不相似,以免引起交叉变态反应。

(7)口腔局部以对症治疗及预防继发感染为主。可用0.1%乳酸依沙吖啶溶液、0.02%～0.2%氯己定溶液等进行唇部湿敷或含漱。局部病损处涂抹消炎、防腐、止痛药膏,如抗生素及氟轻松软膏、中药养阴生肌散等。皮肤病损可由皮肤科会诊治疗。

(8)中医中药治疗:以清热、解毒、祛风为主,可选用有此类功效的中草药内服或含漱。

(9)重型药物过敏性口炎可由皮肤科会诊治疗。

(10)若再次接触可疑致敏药物,本病易再次发作,因此找出可疑致敏药物是避免再次发作的关键。易诱发药物过敏性口炎的药物很多,较常见的有青霉素类、磺胺类、巴比妥类、水杨酸类药物等。

第七节　多形性红斑

一、概述

多形性红斑又称多形性渗出性红斑,是一种皮肤-黏膜的急性渗出性炎症性疾病。黏膜和皮肤可以单独或同时发病。病损表现为多种形式,如红斑、丘疹、疱疹、糜烂及结节等。

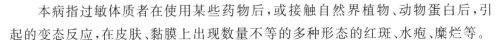

本病指过敏体质者在使用某些药物后,或接触自然界植物、动物蛋白后,引起的变态反应,在皮肤、黏膜上出现数量不等的多种形态的红斑、水疱、糜烂等。

其他因素如患者精神紧张、过度疲劳、食物过敏、病灶感染、遭受寒冷等均可诱发本病。

二、临床表现

任何年龄均可发病,但以青壮年多见。起病急骤,常在春、秋季节发病或复发。

(一)轻型

一般无或仅有轻微全身不适。病损只限于黏膜和皮肤,无身体其他器官和系统的病变。

皮肤出现红斑水疱性皮损,常对称分布。好发于手背、手掌、腕部、足背、踝部及四肢伸侧,躯干亦可发生。常见病损为典型虹膜状红斑(亦称靶形红斑),为直径5～10 mm圆形红色斑片,中央发生粟粒大小水疱;亦可出现红色丘疹。皮损有瘙痒感,无明显疼痛。

口腔黏膜病损分布广泛,可发生于唇、颊、舌、腭等部位。黏膜充血水肿,有时可见红斑及水疱,疱很快破溃为大面积糜烂,表面有大量渗出物形成厚的假膜。渗出物过多时,疼痛严重而影响开闭口。唇部病损易出血,形成较厚的紫红色血痂。疼痛明显,影响进食。下颌下淋巴结肿大,有压痛。

部分患者有其他黏膜病变,如眼结膜炎或外阴黏膜糜烂等。

(二)重型

常有严重的全身症状,如高热、乏力、肌肉痛、关节痛、头痛、咳嗽等,可有鼻炎、咽炎等。

皮肤除红斑外还出现大疱、丘疹、结节等,疱破后皮损形成大片糜烂面,疼痛明显。

口腔黏膜表现与轻型者相同。眼睛、鼻腔、阴道、尿道及直肠等部位黏膜均可发生糜烂及炎症。眼部有眼结膜炎、小丘疹或疱疹,严重时可引起角膜溃疡、脉络膜炎等,可致失明。此型又称多腔孔糜烂性外胚叶病。

本病有自限性,轻型者2～3周可以痊愈,重型者或有继发感染时,病程可延长至4～6周。一般预后良好,但痊愈后可复发。

三、诊断

(1)突然发生的急性炎症。发病与季节有关,春、秋季常见,可有复发史。可

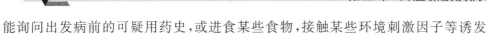

能询问出发病前的可疑用药史,或进食某些食物,接触某些环境刺激因子等诱发因素。

(2)口腔黏膜广泛充血、水肿,有大面积糜烂,渗出多,形成厚的假膜,易出血,有剧烈疼痛。皮肤可见多种病损,如红斑、丘疹、疱疹,特别是虹膜状红斑有诊断意义。

(3)重型多形红斑有明显的全身症状,除皮肤和口腔病损较重外,还有多窍性损害。

(4)血常规无明显异常,也可有嗜酸性粒细胞计数增多。

四、治疗

(1)详细询问患者全身健康状况、全身系统疾病或过敏史,如发现可疑致敏物质,应立刻隔离或去除。并尽量不再接触,否则该病容易再次发作。

(2)药物治疗:用药应慎重,非急需之药可暂时不用,以防接触新的变应原而加重变态反应。

(3)给予支持治疗、抗组胺药、葡萄糖酸钙加维生素 C 等治疗。

(4)糖皮质激素:口服泼尼松 20～40 mg/d,1～2 周至口腔糜烂病损基本愈合后逐渐减量,疗程不超过 4 周。如病情严重可用氢化可的松静脉滴注等。

(5)口腔局部以 0.1％乳酸依沙吖啶溶液、0.02％～0.2％氯己定溶液等含漱液行唇部湿敷及含漱。口外病损处涂抹消炎、防腐、止痛药膏,口内病损用中药养阴生肌散等。

(6)重型患者应转皮肤科诊治。

第八节　天　疱　疮

一、概述

天疱疮是一种严重的慢性皮肤黏膜大疱性自身免疫病,病因不明。临床上根据皮肤损害特点可以分为寻常型天疱疮、增殖型天疱疮、落叶型天疱疮和红斑型天疱疮等,其中口腔黏膜损害以寻常型天疱疮最为多见,且最早出现。

二、临床表现

(一)寻常型天疱疮

(1)口腔:是早期出现病损的部位,有大小不等的水疱,疱壁薄而透明;疱易破,破后留有残留的疱壁,出现不规则的鲜红色糜烂面,边缘扩展阳性,揭疱壁试验阳性。周围看似正常的口腔黏膜呈白色云雾状水肿。

水疱可出现在牙龈、软腭、硬腭、咽旁及其他易受摩擦的任何部位,亦可见于唇、颊黏膜,口腔疱损可先于皮肤或与皮肤同时发生。

口腔糜烂面不易愈合,患者咀嚼、吞咽和说话均有困难,有非特异性口臭、淋巴结肿大、唾液增多并带血丝。

(2)皮肤:前胸、躯干、头皮、颈、腋窝及腹股沟等易受摩擦处的正常皮肤上突然出现大小不等的水疱,疱壁薄而松弛,疱液清澈或微浊。用手在疱顶加压,疱液向四周扩散。疱易破,破后露出湿红的糜烂面,感染后可化脓而形成脓血痂,有臭味,结痂、愈合并留下较深的色素。若疱不破,则可逐渐混浊而后干瘪。

用手指轻推外观正常的皮肤或黏膜,即可迅速形成水疱,或用舌舐及黏膜,可使外观正常的黏膜表层脱落或撕去,称为尼氏征阳性。

皮肤轻度瘙痒,糜烂时疼痛,可有发热、无力、食欲缺乏等全身症状。由于大量水、电解质和蛋白质从疱液中消耗,患者可出现恶病质,若并发感染不能及时控制,可发生死亡。

(3)鼻腔、眼、外生殖器、肛门等处黏膜均可发生与口腔黏膜相似的病损。

(二)增殖型天疱疮

(1)口腔:与寻常型天疱疮相同,在唇红缘常有显著的增殖。

(2)皮肤:常见于腋窝、脐部和肛门周围等皱褶部位。表现为大疱,尼氏征阳性,疱破后基底部发生乳头状增殖,其上覆以黄色厚痂及渗出物,有腥臭味,自觉疼痛,周围有狭窄的红晕。损害常成群出现,可融合,范围大小不定,继发感染则有高热。患者病情时轻时重,身体逐渐衰弱,常死于继发感染。

(3)鼻腔、阴唇、龟头等处均可发生同样损害。

三、诊断

(1)临床损害特征:口内水疱或糜烂性损害,尼氏征阳性或揭疱壁试验阳性。

(2)慢性病程,反复不愈。

(3)细胞学检查:轻刮疱底组织,刮取脱落细胞涂于载玻片上,用吉姆萨(Giemsa)染色,可见典型的棘层松解的上皮解体细胞,又名天疱疮细胞。

(4)活体组织检查:完整切取疱损标本或外观正常黏膜,病理表现为上皮内疱,棘层松解。

(5)免疫学检查:直接免疫荧光法,表现为棘细胞间有荧光抗体沉积,多个细胞周围的荧光环组成鱼网状改变。

(6)酶联免疫吸附试验检查外周血清,示 Dsg_1 或 Dsg_3 抗体水平增高。

四、治疗

(一)支持疗法

给予高蛋白、高维生素饮食,进食困难的可由静脉补充,多器官功能衰竭者需少量多次输血。保证睡眠充足和心情愉快,防止受凉和继发感染。

(二)糖皮质激素

糖皮质激素为治疗该病的首选药物,根据用药的过程,可动态地分为起始、控制、减量、维持 4 个阶段。在起始及控制阶段强调"量大、从速",在减量与控制阶段则侧重"渐进、忌躁"。例如泼尼松的起始量为 $60\sim100$ mg/d,或 $1\sim2$ mg/kg,具体用量可视病情调整,但切忌由低量再递加。起始量用至无新的损害出现即病情控制后 $1\sim2$ 周即可递减,每次递减 5 mg 或减原量的 10%,$2\sim4$ 周减 1 次,至剂量低于 30 mg/d 后减量更应慎重,减量时间也可适当延长,直到 $10\sim15$ mg/d 为维持量。长期大剂量应用糖皮质激素,要注意各种不良反应,常见的有消化性溃疡、糖尿病、骨质疏松、各种感染和血压、眼压升高等,应注意观察并请相关科室医师做相关的检查和处理。同时补钾或服用钙剂和治疗消化性溃疡的药物以预防不良反应。

(三)免疫抑制剂

环磷酰胺、硫唑嘌呤或甲氨蝶呤,与泼尼松等肾上腺皮质激素联合应用时,可减少后者的用量,降低后者的不良反应,但应注意患者的耐受性。

(四)抗生素

长期应用糖皮质激素时应注意加用抗生素以防止并发感染,在糖皮质激素与抗生素合用时要防止假丝酵母感染。

(五)局部用药

口内糜烂疼痛者,在进食前可用利多卡因液涂布,用抗生素或小苏打、制霉菌素等含漱液有助于保持口腔卫生。局部可使用促愈合药物等。

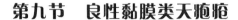

第九节 良性黏膜类天疱疮

一、概述

良性黏膜类天疱疮又称瘢痕性类天疱疮,是类天疱疮中较常见的一型。以水疱为主要表现,好发于口腔、眼结膜等体窍黏膜,又称黏膜类天疱疮。病程缓慢,有的可迁延一生,严重的眼部损害可影响视力,甚至失明。以中老年女性多见,属自身免疫性疾病。

二、临床表现

(一)口腔

牙龈是最早和最常见的病损部位,剥脱性龈炎最典型。早期在龈缘和邻近的附着龈上有弥散性红斑,其上常有直径较大的水疱或血疱,疱壁较厚,破后可见白色或灰白色疱壁,尼氏征虽为阴性,但完整的水疱不常见到。

口腔任何部位均可受累,常因进食等原因而突然出现水疱,破溃后为一个糜烂面。唇红少有受累及。

若损害发生在悬雍垂、软腭、扁桃体、舌腭弓和咽腭弓等处,常出现咽喉疼痛、咽下困难,愈合后出现瘢痕,容易与邻近组织粘连,以致畸形,如口角区因瘢痕粘连而致张口受限或小口畸形,故名瘢痕性类天疱疮。

(二)眼

多数瘢痕性类天疱疮患者会出现眼部损害,早期为持续性的单纯性结膜炎,以后可出现小水疱,但少见,局部发痒、剧痛。反复发作后睑、球结膜间有少许纤维附着,称为睑-球粘连,以致睑内翻、倒睫及角膜受损。角膜瘢痕可使视力丧失,也可并发泪腺分泌减少或泪管阻塞,致眼裂变窄或消失。

(三)皮肤

约半数患者出现皮肤损害,常累及面部、头皮、胸、腹、腋下和四肢屈侧。有红斑或张力性水疱,尼氏征阴性,疱壁厚,不易破,疱破后形成溃疡、结痂。

(四)其他

咽、气管、尿道、阴部和肛门等处黏膜偶有受累,局部纤维粘连,会导致食管狭窄和吞咽困难,呼吸不畅。

三、诊断

(1)临床损害特征:慢性病程表现为多窍性黏膜损害,口腔多见,牙龈呈剥脱状或红斑,病损处可有瘢痕,形成畸形。疱壁较厚,破后可见白色或灰白色疱壁,尼氏征阴性。

(2)活体组织检查:完整切取疱损标本或外观正常的黏膜,病理表现为上皮下疱,无棘层松解。

(3)免疫学检查:直接免疫荧光法,表现为基底膜区连续的细长的荧光带。

(4)酶联免疫吸附试验检查外周血清,BP180抗体水平增高。

四、治疗

(一)局部治疗

以糖皮质激素滴眼液防止纤维性粘连。口腔病损可用糖皮质激素局部注射,或以糖皮质激素的糊剂、药膜局部应用。因剧痛而妨碍进食时,可用止痛、消炎为主的含漱剂。

(二)全身治疗

病情较严重者,可全身应用糖皮质激素,但剂量宜小。例如,口服泼尼松,每天 30～40 mg,病情控制后逐渐减量。也可试用雷公藤多苷片或昆明山海棠片。本病疗程较长,也较易复发,应注意随访观察。

第十节　口腔扁平苔藓

一、概述

口腔扁平苔藓是一种常见的口腔黏膜慢性炎性疾病,患病率为 0.1％～4％,以中年女性多见,可同时伴有皮肤损害。大多数患者有疼痛、粗糙不适等临床症状,病程迁延,反复波动,较难自愈。世界卫生组织将其列入癌前状态的范畴。

二、临床表现

(1)口腔黏膜病损呈珠光白色条纹,表面光滑,相互交错成网状、树枝状、环

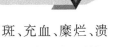

状、条索状或融合为斑状等多种形态。口腔黏膜可同时发生红斑、充血、糜烂、溃疡、萎缩、水疱、色素沉着等病损,多种病损会互相重叠和转变。黏膜柔软,弹性无明显改变。多发于颊、舌、龈、腭等部位,常左右对称。

(2)自觉有粗糙、木涩、牵拉痛或刺激痛。

(3)皮肤有散在或成簇的针头或绿豆大紫红色多角形扁平丘疹,周界清晰,触诊较韧,融合如苔藓状,剧烈瘙痒,多有抓痕。陈旧性损害为暗紫红色或褐色色素沉着。多发于四肢、颈、腰腹、生殖器。指(趾)甲损害多见于拇指,甲板萎缩变薄,无光泽,有沟裂形成。

三、诊断

(1)一般根据病史及典型的口腔黏膜白色损害即可作出临床诊断,典型的皮肤或指(趾)甲损害可作为诊断依据之一。

(2)建议结合组织活体组织检查,必要时辅以免疫学、病理学等辅助检查进行确诊,这也有助于鉴别其他白色病变并排除上皮异常增生或恶性病变。其典型病理特征为上皮过度正角化或不全角化,棘层增生或萎缩,基底细胞层液化变性,固有层淋巴细胞呈带状浸润。

四、治疗

(1)调整全身情况,如精神心理状态、睡眠、月经等。积极治疗系统性疾病。

(2)去除残根残冠、不良修复体、牙垢牙石,调磨牙体尖锐边缘,消除牙龈炎,戒烟禁酒,避免过度酸、辣、烫等理化刺激因素。

(3)局部治疗需对糜烂、充血等病损进行控制。消除继发感染,改善充血,可选用0.1%依沙吖啶溶液、复方氯己定含漱液等含漱。对唇部糜烂结痂者,用含漱剂湿敷,使覆盖于痂皮的药液纱布始终保持湿润,直至痂皮软化脱落为止;对局部反复糜烂或充血者,采用曲安奈德注射液或醋酸泼尼松注射液或复方倍他米松注射液局部浸润注射。或用外用溃疡散、曲安奈德口腔软膏等局部涂布。

(4)全身治疗可根据病情选用口服药物。例如雷公藤多苷片口服,长期服用应定期复查血常规,孕妇忌用,心血管疾病患者和小儿慎用。或昆明山海棠片口服,但肾功能不全者慎用。或硫酸羟氯喹片,饭后服用,当白细胞计数低于正常值或有听、视觉变化时应立即停药。或维A酸片口服,但应注意其可引起多种不良反应。药物治疗会有一定疗效,但白色病损不易消除。

(5)糖皮质激素以局部应用为主,但长期反复多灶性糜烂者可考虑全身用药。例如泼尼松片口服,临床多采用小剂量治疗,每天15~30 mg,疗程一般为

1～2 周。

（6）有免疫功能低下者可采用免疫增强剂如胸腺素、转移因子等。

（7）可酌情进行中医中药治疗,辨证施治。例如肝肾阴虚证,用六味地黄汤加减;气血两虚证,用八珍汤加减;肝气郁结证,用柴胡疏肝汤加减;肝经实火证,用龙胆泻肝汤加减等。

（8）此外,可酌情试用物理疗法如光化学疗法、激光。

（9）病情顽固或持续发展者,必要时活体组织检查,定期随访,防止癌变。

第十一节　盘状红斑狼疮

一、概述

盘状红斑狼疮是皮肤黏膜的慢性结缔组织疾病,约 1/4 有口腔损害。女性患者约为男性的 2 倍。病因不明,可能与遗传、免疫学改变、紫外线照射、药物反应、病灶感染等因素有关。

二、临床表现

（一）皮肤

好发于面部,常见于颊、鼻背和鼻侧,呈蝶形分布;其次为头皮、耳郭、颈部、四肢与躯干,掌跖则很少累及。耳郭病损酷似冻疮。开始为皮疹,呈持久性圆形或不规则的红色斑块,稍隆起,边界清楚,表面有毛细血管扩张和灰褐色黏着性鳞屑覆盖,用力剥下后露出扩张的毛囊孔,鳞屑底面可见角质倒刺,状似图钉。病程发展缓慢,中心部位逐渐萎缩呈盘状和色素减退,四周色素沉着,除对日光敏感外,一般无自觉症状,可伴瘙痒、刺痛、灼热等自觉症状。

（二）口腔

下唇唇红多发。初起为暗红色丘疹或斑块,逐渐融合成片状红斑、糜烂,中心凹下呈盘状,周围有红晕或可见毛细血管扩张,有白色的短条纹呈放射状排列。病变区可由唇红缘延伸到皮肤。病损区边缘有黑色素沉着,损害范围内出现散在针尖状白色小点。

唇红易糜烂出血,形成血痂。继发感染后有灰褐色脓痂。病程长者唇红及唇周皮肤可有色素沉着,亦可有脱色斑,状似"白癜风"。自觉症状少,有时有微痒、刺痛和烧灼感。唇红及唇周皮肤可呈桃红色。

口腔内常发生于颊、舌黏膜,为圆形、椭圆形或条状红斑,中央微凹,可发生糜烂,典型病损四周有放射状白色短条纹。

(三)全身症状

一般无全身症状,部分患者可伴有不规则发热、关节酸痛或关节炎、淋巴结肿大、心脏和肾脏病损、胃肠道症状、肝大等。

三、诊断

(1)黏膜病损好发于下唇,呈圆形或椭圆形红斑,中央稍凹陷,糜烂前红斑加深,病损四周有放射状白色短纹,皮肤侧有黑色的弧形围线,边缘暗红稍隆。陈旧性损害呈桃红色。唇部病损常超出唇红边缘,使黏膜与皮肤界限消失。

(2)皮肤病损好发于面部,特征为红斑、鳞屑、角质栓、色素沉着和(或)色素减退、毛细血管扩张和瘢痕形成。

(3)实验室检查表现为血沉加快、γ球蛋白增高、类风湿因子阳性、抗核抗体阳性、CD_4/CD_8 比率增加,但也可在正常范围。

伴有全身症状患者应进一步检查血常规、尿常规、血沉、心电图、抗 dsDNA 抗体、抗 Sm 抗体、抗磷脂抗体、类风湿因子、抗核抗体、红斑狼疮细胞、CD_4/CD_8 等,以排除系统性红斑狼疮。

(4)活体组织检查有重要价值,但不是常规检查。

四、治疗

(1)避免或减少日光照射,户外工作时戴遮阳帽,避免寒冷刺激。

(2)下唇有血痂或脓痂时,首先用 0.1％依沙吖啶溶液或复方氯己定含漱液等含漱剂湿敷,去痂皮后外用消炎散剂。如单纯糜烂无明显感染时,可用小剂量醋酸泼尼松龙注射液或曲安奈德注射液或复方倍他米松注射液行局部黏膜下注射。

(3)唇红或口腔黏膜病损处可敷用含抗生素、泼尼松、达克罗宁等药膜,或用外用溃疡散、曲安奈德口腔软膏等局部涂布。

(4)口服药可选用硫酸羟氯喹片口服,一次 100～200 mg,2 次/天,疗程依病情而定,不宜过长。应定期行眼科检查,孕妇及哺乳期禁用。口服药也可用雷公藤多苷片、昆明山海棠片、沙利度胺片等,均应注意药物的毒副反应。

(5)糖皮质激素可用于无禁忌证者,例如口服泼尼松,15～30 mg/d,疗程一般为 1～2 周。

(6)中医中药治疗:辨证施治。例如心脾积热证可用中成药二冬膏、三黄片、防风通圣丸等;脾虚夹湿证可用中成药保和丸、橘红丸、香砂六君子丸等;血瘀证可用中成药大黄䗪虫丸、当归片、复方丹参片等。

(7)本病愈合后有复发可能,且因其有癌变可能,故应注意随访观察治疗。

第十二节 口 腔 白 斑

一、概述

口腔白斑是发生于口腔黏膜上以白色为主的损害,不能擦去,也不能以临床和组织病理学的方法诊断为其他可定义的损害,属于癌前病变或潜在恶性疾病(PMD)范畴,不包括吸烟、局部摩擦等局部因素去除后可以消退的单纯性过角化病。

二、临床表现

口腔白斑分为均质型口腔白斑和非均质型口腔白斑两大类。

(一)均质型口腔白斑

1.斑块状

白色或灰白色均质型斑块,微高出黏膜表面,质软。

2.皱纹纸状

表面粗糙,高低起伏如灰白皱纹纸。

(二)非均质型口腔白斑

1.颗粒状

在充血的红色区域内点缀着白色颗粒状突起物,有刺激痛。

2.疣状

高于黏膜面呈刺状或毛绒状突起的白色损害,粗糙感明显,质地稍硬。

以上各型可发生溃疡或糜烂者称为溃疡型,以上各型均可出现溃疡型,可有疼痛。

三、诊断

口腔白斑的诊断需依据临床和病理表现综合性判断而完成。

（1）各型临床表现以白色病变为主，但排除局部刺激因素引起的白色角化病。

（2）口腔白斑的病理变化主要为上皮增生，可表现为上皮过度正角化或过度不全角化；粒层明显和（或）棘层增厚；上皮钉突伸长或变粗；伴或不伴固有层和黏膜下层炎细胞浸润。

上皮增生又可明确分为两种情况：无上皮异常增生或伴有上皮异常增生（又分为轻度异常增生、中度异常增生、重度异常增生）。世界卫生组织建议，在口腔白斑病的病理诊断报告中，必须注明是否伴有上皮异常增生。

四、治疗

（1）去除局部因素，如去除残根残冠、不良修复体等。尽量避免不同种类的金属修复体同处口腔之内，必要时可拆除原修复体，更换金属材料。

（2）避免不良饮食习惯，例如吸烟、嗜酒、咀嚼槟榔，嗜烫食、辣、醋、麻等刺激性调味品等。

（3）根据病情选用消斑防癌药物内服，例如维A酸片口服，但应注意其可能的毒副作用，此外，还可选用维生素E胶囊口服等。

（4）局部治疗：可考虑选用0.2%维A酸液，局部涂布，1～2次/天，该药勿涂布于正常黏膜或充血糜烂病损。或用鱼肝油涂擦白色斑块，2～3次/天。有一定疗效，但白色损害不易除尽，且易复发。

（5）对有重度异常增生或位于癌变危险区的口腔白斑病应考虑手术切除。

（6）中医中药治疗：辨证施治，可采用活血化瘀、健脾化痰、补气益血等治则，选用有关中药方剂或中成药。

（7）应终身随访，定期复查、及时评价和处理是防止口腔白斑癌变的重要手段。

第十三节 口 腔 红 斑

一、概述

口腔红斑是在口腔黏膜上出现的临床和病理上不能诊断为其他疾病的鲜红色、天鹅绒样斑块。临床分为均质型口腔红斑、间杂型口腔红斑和颗粒型口腔红斑。

二、临床表现

好发于41～50岁,多见于舌缘部,牙龈、前庭沟、口底,舌腹及腭部次之。

(一)均质型口腔红斑

呈鲜红色,表面光亮,状似天鹅绒样。平伏或微隆起,界限清楚,触诊柔软。

(二)间杂型口腔红斑

红斑的基底面有散在的白色斑点。

(三)颗粒型口腔红斑

在红斑病损区域内有颗粒状细小结节为红色或白色,稍高出黏膜表面,外周可见散在的点状或斑块状白色角化区(有学者认为此型即为颗粒状口腔白斑)。

三、诊断

(1)对于红斑病损,正规的诊断程序是去除可能的致病因素并观察1～2周。如果病损无明显改善则进行活体组织检查以明确诊断。

(2)在诊断上必须依靠组织病理检查的结果,病理表现为上皮不全角化或混合角化,上皮萎缩,角化层极薄甚至缺乏。而上皮钉突增大伸长,钉突之间的乳头区棘细胞萎缩变薄,使乳头层非常接近上皮表面,结缔组织乳头内的毛细血管明显扩张。颗粒型口腔红斑大多为原位癌或已经突破基底膜的早期浸润癌。

四、治疗

口腔红斑一旦确诊,需立即行手术治疗。手术治疗较冷冻和激光治疗更为可靠。

第十四节 口 腔 黑 斑

一、概述

口腔黑斑是指与种族性、系统性疾病、外源性物质所致的口腔黏膜黑色素沉着无关的黑色素沉着斑,属生理性,是黑色素量增加的结果。

二、临床表现

患者一般无自觉症状,尤以下唇最常见,龈、颊、腭黏膜及其他部位亦可见到。黑斑的周界清楚,常呈均匀一致的片状或小团块状,不高出黏膜表面,直径约为 5 mm,少数口腔黑斑呈不规则状,面积较大,其色泽依不同的种族、个体、黑色素的数量及黑色素沉积部位的深浅而有所差异。黑色素在上皮中的部位越浅,色泽越黑,临床上色泽常为黑色、灰色、蓝黑色。

三、诊断

(1)根据临床表现及病损处的黑色斑片或黑色素沉积进行诊断。

(2)本病需与其他口腔黏膜黑色素沉着疾病相鉴别。

恶性黑色素瘤:最常发生的部位是上腭,其次为牙龈,发展为肿瘤前有一部分患者先出现口腔黑斑,初起为一扁平的缓慢扩展的无症状黑色素沉着区,以后黑色素沉着区变得粗糙、隆起、易出血,出现肿块。在未出现上述症状之前,黑色素瘤难与口腔黑斑相鉴别。对上腭及牙龈上出现的口腔黑斑应警惕恶变。

含铁血黄素沉着斑:常在创伤后发生,有明显的创伤史可供鉴别。

四、治疗

(1)目前认为口腔黑斑是良性病变,一般无须处理。但应随访观察。

(2)病损若出现粗糙、隆起或发生溃疡、易出血、出现肿块等,均应及时于口腔颌面外科就诊,酌情予以扩大范围手术完整切除,并做病理检查,以排除黑色素瘤等恶性病变。

第十五节　肉芽肿性唇炎

一、概述

肉芽肿性唇炎表现为唇组织慢性、反复发生的弥漫性肿胀肥厚,会形成巨唇或结节,也是梅-罗综合征的主要表现之一。发病原因不明,可能与各种慢性炎症病灶等因素有关。

二、临床表现

(1)唇部反复肿胀,上唇多发,下唇亦可发作。

(2)肿胀先从一侧开始,逐渐向对侧发展,波及全唇,时肿时消,时轻时重。早期唇能恢复正常,反复发作后,不能痊愈,可发展成不同程度的巨唇。

(3)早期唇部质地柔软,以后唇部质地稍韧有弹性,有非指凹性水肿,全唇硬度相同,扪诊可触及小结节。

(4)唇红可有干燥脱屑,一般无糜烂结痂。唇红常伴纵向裂沟,左右对称呈瓦楞状,在深的沟裂中可见渗出并形成薄痂。

(5)唇周围皮肤呈淡红色,日久成暗红色。自觉痒胀感。

(6)颜面及口腔的其他部位黏膜亦可发生肿胀,如前额、颏部、眼睑、上腭、两颊,称为复发性水肿性结节性肉芽肿症。

三、诊断

(1)反复发作的唇弥漫性韧性肿胀,肿胀不能完全消退,唇增厚外翘突起。

(2)活体组织检查:病理表现为上皮下肉芽肿,间质水肿及血管炎,血管周围上皮细胞、淋巴细胞、浆细胞形成结节样聚集。

四、治疗

(1)去除可能的诱因,如口腔内及口腔周围各种慢性炎症病灶,治疗龋齿、牙周炎,拔除残根。

(2)应用糖皮质激素药物:如曲安奈德注射液或复方倍他米松注射液等行黏膜损害下局部浸润注射;或全身应用糖皮质激素,例如泼尼松口服等。

(3)中医中药治疗:辨证施治。如风热侵脾证,宜清热祛风健脾,方用防风通圣散、清胃散;脾虚湿困证,宜健脾除湿,方用四君子汤、补中益气汤等。

(4)若上述治疗无效,可酌情采取其他有效措施。

第十六节 舌乳头炎

一、概述

舌乳头炎是指由多种原因引起的丝状乳头、菌状乳头、轮廓乳头、叶状乳头炎症性反应、疼痛和不适。其发病与局部刺激、细菌或真菌、感染、贫血、维生素缺乏等因素有关。

二、临床表现

(一)丝状乳头炎

丝状乳头炎表现为舌背丝状乳头萎缩,舌黏膜充血发红。

(二)菌状乳头炎

分布于丝状乳头之间的菌状乳头,表现为充血水肿、肿胀和红色病损,点状分布呈草莓状,灼痛明显。

(三)叶状乳头炎

叶状乳头位于两侧舌后缘近舌根部,呈上下垂直排列的皱襞。发炎时局部充血、水肿,常有明显的刺激痛和不适感。

(四)轮廓乳头炎

轮廓乳头位于舌根部,似高粱米粒大小,人字形排列。发炎时局部疼痛充血,可有味觉障碍。

三、诊断

根据舌乳头所在部位及临床表现进行诊断。丝状乳头炎以萎缩为主,其他乳头炎以充血、肿胀为主。

四、治疗

(一)针对病因治疗

如纠正贫血,补充维生素和其他营养物质,抗感染等。

(二)去除局部刺激因素,保持口腔卫生

可用抗炎含漱剂、止痛剂等。

(三)中医中药治疗

辨证施治。心火上炎证用清心降火法,方用导赤丹;阴虚内热证用滋阴清热法,方用知柏地黄汤;气滞血瘀证用活血理气法,方用桃红四物汤、血府逐瘀汤。

第十七节 地 图 舌

一、概述

地图舌是一种非感染性炎症性疾病。为浅层慢性剥脱性舌炎,舌面同时出现舌乳头的萎缩和恢复,损害的形态和位置经常变化。

二、临床表现

(1)多发生于儿童,但成人也常见,其中女性多于男性。

(2)病损主要发生于舌背,舌尖及舌腹亦可发生。为不规则的环状红斑,单个或多个,很快扩大或融合,形似地图。

(3)病损特征:病损中央丝状乳头萎缩,黏膜充血,表现为表面光滑的剥脱样红斑,红斑周围有丝状乳头增生,宽2~3 mm,黄白色,微隆起,边缘互相衔接呈弧形,丝状乳头角化并伸长。正常组织与病变组织形成轮廓鲜明的中心凹陷、周围高起的不规则图形。病损常突然出现,持续数周,亦有一昼夜发生变化者,病损消退的同时有新病损出现,这种萎缩与修复同时发生的特点,使病损位置及形态不断变化。

(4)患者一般无自觉症状或遇刺激性食物有烧灼感。

三、诊断

舌背出现不规则红斑,有形态及位置不断变化的特点。

四、治疗

(1)去除可能的诱因,调节饮食,注意休息,保持口腔卫生,消除精神紧张因素。

(2)地图样损害常难完全消除,若无明显自觉症状不需药物治疗。但患者需进食后漱口,以防继发感染。

第十八节 口 角 炎

一、概述

口角炎是上下唇联合处口角区各种炎症的总称。可单侧或双侧同时发生，病损由口角黏膜皮肤连接处向外扩展。其发病与细菌或真菌感染、维生素 B_2 缺乏等因素有关。

二、临床表现

（1）口角区黏膜和皮肤潮红充血、干燥、脱屑、皲裂、糜烂，因唾液浸渍组织而呈苍白色水肿，如有渗出液则结成淡黄色痂皮，如有出血则形成血痂。可有张口困难。

（2）自发疼痛不明显，可有张口时疼痛。

（3）可伴发舌炎、唇炎、真菌感染或有垂直距离过短等。

三、诊断

（1）口角潮红、湿白、皲裂、脱屑、糜烂。

（2）实验室检查：细菌或真菌培养阳性。

四、治疗

（一）针对发病因素进行治疗

去除局部刺激因素，纠正舔唇、舔口角等不良习惯，补充维生素和微量元素，例如维生素 B_2 和铁剂等。修改不良修复体，矫正过短的垂直距离。

（二）抗感染治疗

口角区局部用 0.1％依沙吖啶溶液、2％～4％碳酸氢钠溶液等湿敷，涂布抗生素软膏或抗真菌药物。

（三）中医中药治疗

辨证施治。脾胃湿热证，宜清胃祛湿，方用清胃散、除湿胃苓汤；阴虚血燥证，宜滋阴补血，方用四物汤、六味地黄汤。

第十九节 梅　　毒

一、概述

梅毒是由苍白螺旋体引起的一种慢性、系统性的性传播疾病。在疾病发展过程中可侵犯多种组织和器官,产生多种症状。梅毒可分为后天性梅毒(一期梅毒、二期梅毒、三期梅毒)和先天性梅毒。各期梅毒和先天性梅毒均可出现口腔病损。

二、临床表现

(一)后天性梅毒

1.一期梅毒

感染梅毒螺旋体后约有 3 周潜伏期,患者无任何症状。其后发生黏膜硬下疳,多见于外生殖器,但也可在舌、唇、扁桃体等部位发生。临床表现为高起的结节性圆形病损,多为单发,直径可达 1～2 cm,边缘清楚,中心有浅溃疡,表面可有薄层浆液渗出,无脓性分泌物,可形成痂皮,触诊较硬如软骨样,无疼痛感。相应部位淋巴结肿大。病损表面或渗出液可分离出梅毒螺旋体,有高度传染性。硬下疳出现 1 周或感染 2～3 周后,梅毒血清学检查才呈阳性。硬下疳不经治疗在 3～8 周后可自愈,一般愈后不留瘢痕。再经过 4～6 周的休止期后,发展为二期梅毒。

2.二期梅毒

硬下疳发生后 4～6 周出现皮肤、黏膜梅毒疹。皮肤梅毒疹数目多,分布广,浅红色或深玫瑰红色,无自觉症状。手掌的玫瑰疹可有轻度脱屑的特征性表现。

口腔常见症状为梅毒黏膜斑,好发于咽部、扁桃体、上下唇、舌尖、舌缘及上腭。表现为浅在圆形或椭圆形糜烂,表面有光滑的灰白色水浸状渗出膜,高起于黏膜面,周围有充血发红的小斑片。去除该膜可见其下为干净而平坦的红色基底。口腔黏膜斑可多发,直径 1.5～5 cm,多无疼痛。

3.三期梅毒

三期梅毒为晚期病变。一般在感染 4～10 年后出现。表现为树胶肿(梅毒瘤)或梅毒性舌炎。树胶肿较少见到螺旋体,往往很快发生坏死。上腭及舌背等处多见。上腭病变可使骨质破坏引起腭穿孔。舌背可因溃疡纤维化而变得不规则。

广泛的梅毒性舌炎表现为舌乳头萎缩及继发的过度角化或白斑,有恶变可能。

(二)先天性梅毒

系由患有梅毒的孕妇通过胎盘传播给胎儿。先天性梅毒患者可见畸形牙:切牙呈半月形,切缘较牙冠中部窄;磨牙呈桑葚状,牙尖向中央靠拢;釉质发育不全。还可出现鞍鼻等特殊面容。

三、诊断

(1)根据病史、典型的各期临床表现和微生物学检查、血清学特异及非特异反应试验结果综合进行诊断。

(2)实验室检查:包括梅毒螺旋体检查和梅毒血清学试验。

梅毒螺旋体检查:适用于早期梅毒皮肤黏膜损害,如硬下疳、黏膜斑等,包括暗视野显微镜检查、免疫荧光染色和银染色。

梅毒血清学试验:为诊断梅毒必需的检查方法,对潜伏梅毒血清学诊断尤为重要。梅毒螺旋体感染人体后产生两种抗体,即非特异性的抗心脂抗体和特异性的抗梅毒螺旋体抗体;①非梅毒螺旋体抗原血清试验:检测患者血清非螺旋体特异性抗体,操作简便,用于病例筛查,阳性结果需用螺旋体试验确证。包括性病研究实验室试验(VDRL)、不加热血清反应素试验(USR)、快速血浆反应素环状卡片试验(RPR);②梅毒螺旋体抗原血清试验:敏感性和特异性较高,用于证实试验,包括荧光螺旋体抗体吸收试验(FTA-ABS)、梅毒螺旋体血凝试验(TPHA)和梅毒螺旋体明胶凝集试验(TPPA)。

(3)脑脊液检查:用于诊断神经梅毒,脑脊液 VDRL 试验是神经梅毒的可靠诊断依据。

四、治疗

(1)一旦确诊,应在开始治疗前按性病管理有关规定做出传染病报告。

(2)治疗原则为治疗及时,剂量足够,疗程正规,治疗后要定期追踪观察。

早期梅毒:苄星青霉素 G 240 万 U,分两侧臀部注射,1 次/周,共 3 次。或普鲁卡因青霉素 G 80 万 U,肌内注射,1 次/天,连续 10～15 天。对青霉素过敏者,选用头孢曲松钠,每次 1.0 g,静脉滴注,连续 10～14 天,或盐酸四环素,口服,每次 500 mg,4 次/天,连续 15 天。或多西环素,口服,每次 100 mg,2 次/天,连续15 天。

晚期梅毒:苄星青霉素 G 240 万 U,臀部注射,1 次/周,共 3 次。或普鲁卡因青霉素 G 80 万 U,肌内注射,1 次/天,连续 20 天。对青霉素过敏者,盐酸四环素,口服,每次 500 mg,4 次/天,连续 30 天。多西环素,口服,每次 100 mg,2 次/天,连续 30 天。

(3)出现皮肤症状应请皮肤科会诊治疗。

(4)出现梅毒多脏器并发症应请相关专业会诊治疗。

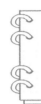

第四章　口腔颌面部疾病

第一节　口腔颌面部感染性疾病

一、牙槽脓肿

(一)概述

牙槽脓肿主要是牙髓的炎症通过根尖部牙周组织向牙槽骨扩散而引起,也可由牙周炎急性发作或急性智齿冠周炎引起。由于牙槽骨骨质疏松、骨皮质薄,牙槽中的脓液极易穿破皮质到骨膜下形成骨膜下脓肿或穿破骨膜形成黏膜下脓肿。牙槽脓肿多出现在下颌。

(二)临床表现

(1)脓肿形成前常有牙髓炎和根尖周炎或急性牙周炎、冠周炎的症状。

(2)根据脓肿形成后的不同部位,其表现不同。

脓肿局限于牙槽骨内时,患牙出现自发性持续性剧烈疼痛、伸长感、咬合痛,不敢咬合,患牙有叩痛、松动。

脓肿位于骨膜下时,患牙疼痛更剧烈。患者表情痛苦,患牙叩痛、松动明显,局部黏膜红肿、压痛,深部有波动感。

脓肿位于黏膜下时,患牙有轻度自发痛或咬合痛;患牙叩痛、松动减轻,黏膜肿胀明显,有明显波动感;脓肿区面部肿胀、压痛,脓肿区颊(唇)侧前庭丰满。

(3)若为牙髓或根尖周炎引起时,可见龋坏的病灶牙;若为冠周炎引起时,可伴有张口受限并可见阻生牙;若为牙周炎引起时,可探及牙周袋。

(4)相应区域淋巴结可出现肿大、压痛,可伴发低热及全身不适。

(三)诊断

(1)患牙有牙髓炎或牙周炎、冠周炎病史。

(2)口内病变处可查见龋坏的患牙、阻生牙或可探及牙周袋的病灶牙,有叩痛。

(3)面部不同程度肿胀、压痛。

(4)病变牙的相应部位肿胀、颊(唇)侧前庭沟变浅、丰满、压痛,可有波动感。

(5)可出现区域性淋巴结肿大、压痛,可伴有全身不适症状。

(6)X线检查可发现患牙根尖部骨质稀疏或吸收阴影、牙槽骨吸收或阻生牙影像。

(四)治疗

(1)对脓肿已达黏膜下,触诊口内有明显波动感或穿刺有脓者,应立即在口内前庭丰满波动处行脓肿切开引流术,并留置引流条。

(2)脓肿局限于牙槽骨内或骨膜下未穿破骨膜时,若为牙髓或根尖周炎引起的,则行开髓引流术;若为牙周炎急性发作引起的,则行牙周相应治疗以开放牙周引流通道;若为急性智齿冠周炎引起的,可从冠周组织处切开引流。

(3)局部疼痛明显或伴有全身症状时,可联合使用抗菌药及镇痛药物。

(4)炎症缓解后,针对病因,制订治疗计划,彻底处理或治疗相关病灶牙。

(5)对无保留价值的病灶牙,若患者全身情况良好者,也可在抗菌药物控制下通过拔除患牙进行引流。

二、干槽症

(一)概述

干槽症是局限性牙槽骨骨炎,病因不明,可能是由感染、创伤、吸烟、解剖等因素引发的局限性牙槽窝骨壁炎症。在组织病理学上主要表现为牙槽骨壁的骨炎或轻微的局限性骨髓炎。

(二)临床表现

(1)患牙拔除2～3天后出现剧烈疼痛,并可向耳颞部、下颌区或头顶部放射,一般镇痛药不能止痛。

(2)分类:非腐败型干槽症、腐败型干槽症。

非腐败型干槽症:拔牙窝内空虚,有时可见食物残渣等异物。

腐败型干槽症:拔牙窝内空虚或可见腐败变性的血凝块,牙槽骨壁覆盖灰白色假膜,有明显腐臭味。

(3)拔牙窝周围牙龈略红肿,有明显触痛。

(4)局部淋巴结可肿大、压痛。

(5)可伴发张口受限、低热及全身不适。

(三)诊断

(1)患牙拔除2~3天后出现剧烈放射性疼痛,镇痛药不能止痛。

(2)拔牙窝内空虚,如为腐败型窝内可存在腐败、恶臭的分泌物。

(四)治疗

1.腐败型干槽症

局部麻醉后,用3%过氧化氢溶液棉球反复擦拭去除腐败坏死物质,直至牙槽窝清洁、干净无臭味(不要用刮匙搔刮牙槽骨壁),用生理盐水冲洗牙槽窝后将碘仿纱条(含丁香油和2%丁卡因)依次叠放严密,填满牙槽窝,为避免碘仿纱条松动脱落可缝合两侧牙龈,10天后去除碘仿纱条。

2.非腐败型干槽症

局部麻醉下用生理盐水冲洗牙槽窝,用棉球蘸干牙槽窝后填入蘸取少量丁香油的碘仿纱条或治疗干槽症的可吸收膏剂。

三、拔牙后感染

(一)概述

常规拔牙后急性感染少见,多为牙片、骨片、牙石等异物或残余肉芽组织引起的慢性感染。拔牙后急性感染主要发生在下颌智齿拔除术后,特别是急性炎症期拔牙选择处理不当时,拔牙时间长,机体抵抗力低下者更易发生。

(二)临床表现

1.拔牙创口慢性感染

(1)患者常有创口不适,全身症状不明显。

(2)检查可见伤口愈合不良,充血,有暗红色、疏松、水肿的炎性肉芽组织增生,可有脓性分泌物。

(3)X线检查常可显示牙槽窝内有高密度的残片影像。

2.拔牙后急性感染

(1)拔牙后急性感染会引起颌面部间隙感染,尤其应当注意咽峡前间隙感染。

(2)咽峡前间隙感染的主要症状是开口受限和吞咽困难。

(3)主要见于下颌后牙,特别是阻生第三磨牙和上颌第三磨牙拔除后,可出现面部肿胀、张口受限、全身发热等咬肌间隙、翼下颌间隙、颞下间隙的急性感染症状。

(三)诊断

1.慢性感染

拔牙创口愈合不良,局部不适,有炎性肉芽组织或脓性分泌物,X线片可见残留异物。

2.急性感染

(1)拔牙创口红肿、触痛明显,相应间隙感染有局部红、肿、热、痛体征,张口受限。

(2)患侧下颌下淋巴结肿大、压痛。

(3)伴间隙感染患者可出现体温 38 ℃以上、白细胞计数增加和核左移。

(四)治疗

(1)对慢性感染者,局麻下彻底搔刮冲洗,去除异物及炎性肉芽组织,使牙槽窝重新形成血凝块而愈合。

(2)对急性感染者,主要为全身应用足量有效抗生素,保持口腔卫生,如并发间隙脓肿应按间隙脓肿处理。

四、智齿冠周炎

(一)概述

智齿冠周炎是指智齿萌出不全或阻生时,牙冠周围软组织发生的炎症。多见于18～25岁的青年,临床上以下颌智齿冠周炎常见。食物残渣和细菌极易嵌塞于盲袋内,一般很难通过漱口或刷牙被清除干净,有利于细菌生长。当局部咬合损伤,黏膜发生糜烂和溃疡时,局部抵抗力降低,可发生冠周软组织炎症。全身抵抗力较强时,症状不明显或很轻微;而全身抵抗力降低时,可引起冠周炎的急性发作。

(二)临床表现

智齿冠周炎常以急性炎症形式出现。

1.早期

(1)患者自觉患侧磨牙后区胀痛不适,当咀嚼、吞咽、开口活动时,疼痛加重。

(2)一般无明显全身反应。

(3)检查可发现智齿萌出不全,冠周有一个盲袋,局部牙龈稍红肿、触痛。

2.急性期

(1)智齿冠周局部肿痛加重、面部肿胀,疼痛向耳颞部放射,可伴不同程度张口受限,咀嚼、吞咽困难。

(2)出现全身症状,如畏寒、发热、头痛、全身不适、影响睡眠等。

(3)局部检查可发现智齿冠周牙龈红肿明显,龈瓣边缘糜烂,触痛明显,也可见龈瓣下有脓液溢出,并可在智齿颊侧或远中龈袋内形成脓肿;患侧下颌下、颈深上淋巴结肿大、压痛。

(4)智齿冠周炎可并发相邻筋膜间隙感染,出现相应症状。

3.慢性期

多无自觉症状,仅局部偶有轻度压痛、不适。长期多次冠周脓肿,可在咬肌前缘和颊肌后缘间形成皮下脓肿,也可穿破皮肤出现经久不愈的面颊瘘。在全身抵抗力下降时,可反复急性发作。

(三)诊断

(1)局部检查探及未完全萌出或阻生的智齿牙冠。

(2)X线片可发现智齿的存在。

(3)冠周牙龈红肿、触痛,盲袋内可有脓性分泌物,出现不同程度张口受限。

(4)可伴有下颌下及颈深上淋巴结肿大、压痛。

(5)伴有全身症状,如发热、头痛、全身不适、食欲减退、白细胞总数相对升高等。

(四)治疗

智齿冠周炎的治疗原则为在急性期应以消炎、镇痛、切开引流、增强全身抵抗力的治疗为主。当炎症转为慢性期后,若为不可能萌出的阻生牙则应尽早拔除,以防感染再发。

1.急性期

(1)局部治疗:可用生理盐水、1∶5 000高锰酸钾液、0.1%氯己定液等反复交替冲洗龈袋至溢出液清亮为止。擦干局部,用探针蘸2%碘酒或碘甘油或少量碘酚液滴入龈袋内,每天1~3次,并用温热水等含漱剂漱口。

(2)切开引流术:如龈瓣附近形成脓肿,应及时切开并置引流条。

(3)全身治疗:根据局部炎症及全身反应程度和有无其他并发症,选择抗菌药物及全身支持疗法。

2.慢性期

(1)冠周龈瓣切除术:当急性炎症消退,对有足够萌出位置且牙位正常的智齿,可在局麻下切除智齿冠周龈瓣,以消除盲袋。

(2)下颌智齿拔除术:下颌智齿牙位不正、无足够萌出位置、相对的上颌第三磨牙位置不正或已拔除者,以及为避免冠周炎的复发,均应尽早予以拔除。伴有面颊瘘者,在拔牙的同时切除窦道,刮尽肉芽,缝合面部皮肤瘘口。

五、颏下间隙感染

(一)概述

颏下间隙位于舌骨上区、颏下三角内。前界为下颌骨颏部正中联合,后界为舌骨,两侧界为二腹肌前腹,顶为下颌舌骨肌,表面为颈深筋膜浅层、颈阔肌及颈前筋膜所覆盖。颏下间隙的蜂窝织炎多继发于颏下淋巴结炎,由于下前牙及牙周组织、口底舌下肉阜或下唇、舌尖、颏部皮肤的淋巴结回流可直接汇于颏下淋巴结,故以上区域的各种炎症、口腔黏膜溃疡、损伤等也可引起颏下淋巴结炎,然后继发颏下间隙感染。

(二)临床表现

(1)可有下前牙、口底、下唇、颏部的损伤、溃疡、炎症表现或原有颏下淋巴结肿大、压痛的慢性炎症历史。

(2)早期仅局限于淋巴结的肿大,临床症状不明显。

(3)当淋巴结炎症扩散至淋巴结外后,才引起间隙蜂窝织炎,此时肿胀范围扩展至整个颏下三角区,颏下间隙呈弥漫性肿胀、变硬、压痛,皮肤充血、发红;脓肿形成后局部皮肤呈紫红,扪压有凹陷性水肿及波动感。

(4)可伴发热等全身症状。

(5)感染向后波及下颌下间隙时,可出现相应症状。

(三)诊断

(1)颏下区肿胀、压痛,皮温升高。

(2)局部有波动时穿刺抽出脓液,证实脓肿形成。

(3)可出现发热、体温升高、白细胞计数增多。

(四)治疗

(1)全身应用抗生素及必要的支持疗法。

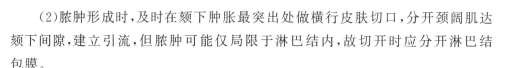

(2)脓肿形成时,及时在颏下肿胀最突出处做横行皮肤切口,分开颈阔肌达颏下间隙,建立引流,但脓肿可能仅局限于淋巴结内,故切开时应分开淋巴结包膜。

(3)对可能引起颏下淋巴结炎的病因应做相应处理。

六、眶下间隙感染

(一)概述

眶下间隙位于眼眶下方,上颌骨前壁与面部表情肌之间。其上界为眶下缘,下界为上颌骨牙槽突,内界为鼻侧缘,外界为颧骨。眶下蜂窝织炎多由上颌尖牙与第一前磨牙和上颌切牙的根尖化脓性炎症和牙槽脓肿引起。此外,可因上颌骨骨髓炎的脓液穿破骨膜,或上唇底部与鼻侧的化脓性炎症扩散至眶下间隙引起。

(二)临床表现

(1)以眶下区为中心肿胀、压痛,肿胀范围常波及内眦、眼睑、颧部皮肤。肿胀区皮肤可发红、张力增大,上下眼睑水肿,睑裂变窄,睁眼困难,鼻唇沟消失。

(2)脓肿形成后,眶下区可触及波动感,病原牙的根尖部前庭沟红肿、压痛、丰满。

(3)感染期由于肿胀及炎症波及眶下神经,可引起不同程度的疼痛。

(4)可伴发热等全身症状。

(5)眶下间隙感染向上可向眶内直接扩散,形成眶内蜂窝织炎,亦可沿面静脉、内眦静脉、眼静脉向颅内扩散,并发海绵窦血栓性静脉炎。

(三)诊断

(1)以眶下区为中心出现肿胀、皮温升高、压痛,伴眼睑水肿,睑裂变窄,鼻唇沟消失。

(2)口内上颌尖牙和前磨牙区前庭沟丰满膨隆,触到波动感时,可穿刺出脓液。

(3)患者可有发热、白细胞总数增高。

(四)治疗

(1)全身应用抗生素及必要的支持疗法。

(2)脓肿形成时,从口腔内上颌尖牙或前磨牙根尖部前庭沟最膨隆处做切口;横行切开黏骨膜直达骨面后,用血管钳向尖牙窝方向分离脓肿,使脓液充分引流,再用生理盐水冲洗脓腔,留置橡皮引流条。

（3）急性炎症消退后,治疗病灶牙。

七、颊间隙感染

(一)概述

颊间隙有广义和狭义之分。广义的颊间隙是指位于颊部皮肤与颊黏膜之间、颊肌周围的间隙。狭义的颊间隙是指咬肌与颊肌之间存在的一个狭小的筋膜间隙,颊脂垫正位于其中,此间隙亦称为咬颊间隙。颊间隙蜂窝织炎多由上、下颌磨牙的根尖周脓肿,牙槽脓肿穿破骨膜,颊及颌上淋巴结炎症扩散,颊部皮肤损伤和黏膜溃疡继发感染等引起,也可由相邻颞下、翼下颌、咬肌、眶下间隙等感染引起。

(二)临床表现

（1）在颊部皮下或黏膜下的脓肿,病程进展缓慢,肿胀及脓肿的范围较为局限。感染在颊部皮肤与颊肌之间时,面颊皮肤红肿严重、发亮。

（2）感染在颊黏膜与颊肌之间时,磨牙区前庭沟红肿、触痛明显,皮肤红肿较轻。当感染波及颊脂垫时,炎症则发展迅速,肿胀范围波及整个颊部,并可向相通间隙扩散,形成多间隙感染。

（3）红肿压痛的中心一般在颊肌下半部。

（4）脓肿形成时,可触及波动感,可穿刺出脓液。

（5）可伴发热等全身症状。

(三)诊断

（1）以颊肌所在位置为中心出现红肿,压痛明显,皮温升高,可有凹陷性水肿,张口轻度受限。

（2）脓肿形成时,可穿刺出脓液。

（3）患者可有发热、白细胞总数增高。

(四)治疗

（1）全身应用抗生素及必要的支持疗法。

（2）脓肿形成时,根据脓肿的部位从口腔内或由面部脓肿区顺皮纹方向切开引流;口内切口应在脓肿低位,即口腔前庭、下颌龈颊沟之上切开,颊部皮下脓肿可在脓肿浅表皮肤沿皮肤皱折线切开。广泛颊间隙感染、脓肿位置较低者,也可由下颌骨下缘以下 1～2 cm 处平行于下颌骨下缘切开,向上潜行钝性分离至脓腔建立引流,但应注意避免损伤面神经的下颌缘支及面动、静脉等。

(3)急性炎症消退后,治疗病灶牙。

八、颞间隙感染

(一)概述

颞间隙位于颧弓上方的颞区,借颞肌所在的部分,分为颞浅和颞深两间隙。颞浅间隙是在颞肌与颞深筋膜之间;颞深间隙在颞骨颞窝与颞肌之间。其内均存在脂肪组织。颞浅间隙感染常由同侧颞、顶部皮肤感染引起,而颞深间隙感染则多由其他间隙的牙源性感染或耳部化脓性疾病引起。

(二)临床表现

(1)单纯颞间隙感染时,肿胀范围可仅局限于颞部,出现颞肌部位肿胀、疼痛。

(2)伴有相邻多间隙感染时,可同时出现腮腺咬肌区、颊部、眶部、颧部等区域广泛肿胀。

(3)出现不同程度的张口受限。

(4)脓肿形成时,有凹陷性水肿,可触及波动感,但颞深间隙感染波动感不明显。

(5)颞肌坚厚,颞筋膜致密,深部脓肿难以自行破溃,脓液长期积存于颞骨表面,可引起颞骨骨髓炎。

(6)颞骨鳞部骨壁薄,内外骨板间板障少,感染可直接从骨缝或通过脑膜的血管蔓延,导致脑膜炎、脑脓肿等。

(7)可伴发热等全身症状,颞深间隙感染者更为明显。

(三)诊断

(1)有颞顶部皮肤的感染、外伤、上颌后牙牙源性感染史;颞深间隙感染也可能与耳源性感染、全身菌血症、脓毒血症有关。

(2)临床表现为颞肌部位的肿胀、疼痛,张口受限。

(3)有脓肿形成时,颞浅间隙可有凹陷性水肿,可触及波动感。而颞深间隙感染则波动感不明显,主要靠全身感染体征,局部持续肿痛及 7 天以上的病程,经穿刺抽出脓液证实,有条件者可经 CT 辅助诊断。

(4)患者高热、头痛,白细胞总数增高,颞深间隙感染者更明显。

(四)治疗

(1)静脉给予足量有效抗生素;最好能有药敏试验结果参考,进行全身支持

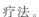

疗法。

(2)继发于相邻间隙感染的颞间隙蜂窝织炎,可在其他间隙脓肿切开引流后,颞间隙炎症也随之消退。

(3)脓肿形成时,及时广泛切开引流。由于颞间隙位于骨质菲薄的颞骨鳞部,其感染有继发颞鳞部骨髓炎及颅内感染的可能,故应积极切开引流,引流应广泛有效,特别颞深间隙脓肿原则上应将颞肌附着分离,以保证引流的彻底性。

(4)根据脓肿的深浅、脓腔的大小而采用不同形式的切口。浅部脓肿在颞部发际内做单个皮肤切口即可;深部脓肿可做两个以上与颞肌纤维方向一致的直切口;当疑有颞骨骨髓炎时,可沿颞肌附着做弧形皮肤切口,切开颞肌附着,由骨面翻起颞肌,使颞鳞部完全敞开引流。注意行弧形切口时,切忌在颞肌上做与肌纤维相交的横行切口,因为切断颞肌的同时可损伤颞肌的神经、血管,破坏颞肌的功能。如为多间隙感染,还应在下颌下区另做切口行上下贯通式引流。

(5)颞间隙脓肿切开引流后,如肿胀不消、脓液不减,探得骨面粗糙,经拍 X 线片确定已发生骨髓炎时,应积极行死骨及病灶清除术,以免进一步发生颅内感染。

九、颞下间隙感染

(一)概述

颞下间隙位于颅中窝底。上界为蝶骨大翼下方的颞下面和颞下嵴,下界为翼外肌下缘平面,前界为上颌骨的后外侧面及上颌骨颧突的后面,后界为茎突及其所附着的诸肌,内界为蝶骨翼突外板的外侧面及咽侧壁,外界为下颌支上份内侧面、喙突及颧弓。颞下间隙内充满着脂肪结缔组织,并有众多神经血管通过与周围间隙相通。一旦发生炎症,易向相邻的间隙扩散,如翼下颌间隙和颞间隙等。颞下间隙感染多来自相邻间隙感染扩散,也可由于上、下颌磨牙区的病灶牙或拔牙后感染,以及上颌结节、圆孔、卵圆孔行阻滞麻醉时带入感染引起。

(二)临床表现

(1)由于颞下间隙位置深在、隐蔽,感染发生后,外观不明显,仔细检查可发现患侧上颌结节黏膜转折处红肿、压痛,颧弓上下及下颌支后方有肿胀压痛。常因相邻间隙感染的存在而出现相应症状,如果出现同侧眼球前突、眼球运动障碍、眼睑水肿、头痛、恶心等症状,应警惕发生海绵窦血栓性静脉炎的可能。

(2)不同程度的张口受限。

(3)颞下间隙感染时常存在相邻间隙的感染,因此可伴有颞部、腮腺咬肌区、颊部和口内上颌结节区的肿胀,以及出现该合并间隙感染的相应症状。

(4)脓肿多在病程后5～7天形成,此时经颧弓下缘或上颌结节外上可穿刺出脓液。

(5)患者的全身中毒症状明显,出现发热等全身症状。

(三)诊断

(1)有牙源性感染或局部注射史。

(2)临床表现为张口受限,患侧上颌结节黏膜转折处红肿、压痛,颧弓上下及下颌支后方肿胀压痛;脓肿形成时,可穿刺出脓液;患者的全身中毒症状明显,伴高热、头痛。

(3)外周血常规提示白细胞总数升高,中性粒细胞总数明显升高。

(4)CT检查可见颞下区结构肿胀,边界不清,脓肿形成时可有局限低密度区。

(四)治疗

(1)给予足量有效抗生素及全身支持疗法。

(2)脓肿形成时,应及时进行切开引流。单侧颞下间隙脓肿,可经口内上颌结节外侧前庭沟黏膜转折处切开,以血管钳沿下颌升支喙突内侧向后上分离至脓腔;口外切开多沿下颌角下作弧形切口,切断颈阔肌后,通过下颌升支后缘与翼内肌之间进入脓腔。或伴翼下颌间隙感染时,由颌下切开贯通翼下颌及颞下间隙,达到有效引流;如同时伴有颞间隙感染,则由颞上线切开颞肌下达颞下间隙直至下颌下缘的上下贯通引流。

(3)急性期过后,治疗病灶牙。

十、咬肌间隙感染

(一)概述

咬肌间隙位于下颌支外侧骨壁与咬肌之间,前界为咬肌前缘,后缘为下颌支后缘,上界平颧弓下缘,下界为咬肌在下颌支的附着。感染主要来自下颌智齿冠周炎及下颌磨牙的根尖周炎、牙槽脓肿,磨牙后三角黏膜炎症扩散而进入咬肌间隙,亦可因相邻间隙如颞下间隙感染的扩散,偶有因化脓性腮腺炎波及者。

(二)临床表现

(1)以下颌支及下颌角为中心的咬肌区肿胀、变硬、压痛。

(2)明显张口受限。

（3）脓肿形成,由于咬肌肥厚坚实,脓肿难以自行溃破,不易扪及波动感,若炎症持续1周以上,压痛点明显或有凹陷性水肿,经穿刺有脓液时,应积极行切开引流,否则长期脓液蓄积,易形成下颌支的边缘性骨髓炎。

（4）可伴发热等全身症状。

（三）诊断

（1）常有急性下颌智齿冠周炎或下颌磨牙的根尖周炎史。

（2）以咬肌为中心的红肿、跳痛、压痛,明显张口受限;当脓肿形成,凹陷性水肿明显,因咬肌肥厚,不易扪及明显波动,可根据5～7天病程结合穿刺抽出脓液证实;患者高热、白细胞总数增高。

（四）治疗

（1）全身给予足量有效抗生素,局部可用物理疗法。

（2）一旦脓肿形成应及时引流。可从口内翼下颌皱襞稍外侧切开,分离进入脓腔引流。但因引流口常在脓腔之前上缘,导致引流不畅,易发生边缘性骨髓炎。

（3）口外途径切开引流最常用,从下颌支后缘绕过下颌角,距下颌下缘2 cm处切开,切口长3～5 cm,逐层切开皮下组织、颈阔肌及咬肌在下颌角区的部分附着,用骨膜剥离器由骨面推起咬肌进入脓腔,引流出脓液,冲洗脓腔后填入盐水纱条,次日换敷料时抽去纱条,换置橡皮管或橡皮条引流。

（4）如有边缘性骨髓炎形成,在脓液减少后应早期施行病灶刮除术。

（5）炎症缓解或被控制后,应及早对引起感染的病灶牙进行治疗或拔除。

十一、翼下颌间隙感染

（一）概述

翼下颌间隙位于下颌支内侧骨壁与翼内肌之间。前界为颞肌、颊肌及翼下颌韧带,后界为下颌支后缘及腮腺,上界为翼外肌下缘,下界为翼内肌所附着的下颌角内侧处。翼下颌间隙感染主要来源于下颌智齿冠周炎及下颌磨牙根尖周炎的牙源性感染,以及由相邻颞下、咽旁等间隙感染扩散引起,也可见于下牙槽神经阻滞麻醉时消毒不严或拔下颌智齿时创伤过大。

（二）临床表现

（1）有牙痛史,继而出现张口受限,咀嚼食物及吞咽疼痛。

（2）翼下颌韧带区黏膜红肿、疼痛。

（3）颌后区皮肤肿胀、压痛，下颌角内侧深压痛。

（4）病程持续5天以上常有脓肿形成，由于翼下颌间隙位置深在，临床难以直接触及波动，可由下颌角内侧穿刺出脓液确定。

（5）患者呈急性病容，伴发热、白细胞总数增高。

（6）常因延误诊断致使炎症向邻近间隙扩散，导致病情复杂化。

(三)诊断

（1）常有急性下颌智齿冠周炎或下颌磨牙的根尖周炎病史。

（2）翼下颌韧带区红肿、压痛；颌后区及下颌角内侧肿胀、压痛；张口受限；患者呈急性病容，伴发热，白细胞总数增高。

(四)治疗

（1）全身给予足量有效抗生素及支持疗法。

（2）脓肿形成时，及时由下颌角下做弧形切开，切开部分翼内肌附着进行引流；也可由翼下颌韧带外侧纵行切开进入翼下颌间隙建立引流。

（3）炎症缓解后，治疗或拔除病灶牙。

十二、舌下间隙感染

(一)概述

舌下间隙位于舌腹口底黏膜与下颌舌骨肌之间。上界为舌腹口底黏膜，下界为下颌舌骨肌及舌骨舌肌，前界及两外侧界为下颌舌骨肌线以上的下颌骨体内侧面，内侧界为颏舌骨肌及舌骨舌肌，后界止于舌根部。舌下间隙感染多由下颌牙源性感染所致。

(二)临床表现

（1）一侧或双侧舌下肉阜区及口底颌舌沟黏膜水肿，舌下皱襞肿胀，口底抬高，舌体移向健侧、运动受限。

（2）患者进食、吞咽、发音可出现不同程度的困难和疼痛，严重时出现张口受限和呼吸不畅。

（3）脓肿形成，可由口底扪及波动感及穿刺出脓液；有时脓肿可由口底自行溃破溢脓。

（4）如感染为唾液腺来源，下颌下腺导管口可有脓液排出。

（5）相邻间隙受累时可出现相应颌周及下颌下脓肿的临床症状。

（6）可伴发热等全身症状。

（三）诊断

（1）一侧或双侧舌下肉阜区及口底颌舌沟黏膜水肿，舌下皱襞肿胀，口底抬高，舌体移向健侧、运动受限。触诊压痛明显，下颌下淋巴结可有肿大、压痛，如下颌下腺腺体也受炎症波及，可出现肿大变硬、压痛。

（2）患者进食、发音困难，言语不清，似"含橄榄"状，重者表现为呼吸不畅。

（3）脓肿形成，口底可扪及波动感，穿刺抽出脓液。

（四）治疗

（1）全身给予足量有效抗生素。

（2）脓肿形成时，及时在口底肿胀最明显或波动区作与下颌体平行的切口，切开黏膜，钝性分离进入脓腔引流。

（3）注意勿损伤舌神经、舌动脉及下颌下腺导管。

（4）对已溃破者，沿溃破口稍扩大置入引流条即可。

（5）舌下间隙感染易由下颌舌骨肌后缘借下颌下腺进入下颌下间隙。一旦形成下颌下脓肿，仅从口底引流效果不佳，应及时由下颌下区做切开引流。

十三、咽旁间隙感染

（一）概述

咽旁间隙位于咽腔侧方咽上缩肌、腮腺深部与翼内肌之间，呈倒立锥体形，底向上通颅底，尖向下达舌骨大角平面。内界为咽上缩肌；外界为翼内肌和腮腺深叶；前界在上方有下颌下腺上缘与翼下颌韧带，下方在下颌下腺之上；后界为椎前筋膜的外侧份。由茎突及附着其上的诸肌将该间隙分为前后两部，前部为咽旁前间隙，后部为咽旁后间隙。前间隙小，其中有咽深动、静脉及淋巴、疏松结缔组织；后间隙大，有出入颅底的颈内动、静脉，第Ⅸ～Ⅻ对脑神经及颈深上淋巴结等。咽旁间隙感染多来源于牙源性炎症，特别是下颌智齿冠周炎，也可由邻近组织，如腭扁桃体炎或邻近间隙感染扩散引起，偶继发于腮腺炎、耳源性炎症和颈深上淋巴结炎。

（二）临床表现

（1）咽侧壁红肿，腭扁桃体突出，肿胀可波及同侧软腭、舌腭弓和咽腭弓，腭垂被推向健侧；如伴有翼下颌间隙、下颌下间隙炎症时，则咽侧及颈上部肿胀更为明显。

（2）局部疼痛剧烈，吞咽和进食时更甚；如伴喉头水肿则可出现声音嘶哑，以及不同程度的呼吸困难和进食呛咳。

（3）颈部舌骨大角平面肿胀、压痛。

（4）张口受限。

（5）可伴发热等全身症状。

（6）咽旁间隙感染如处理不及时，可导致严重的肺部感染、败血症和颈内静脉血栓性静脉炎等并发症。

（7）间隙内含有疏松结缔组织，血管丰富。一旦感染，感染性坏死物质极易扩散和吸收，可引起难以控制的致死性脓毒血症。

（8）源于口底、咽喉、中耳等处的感染累及咽后、咽旁、下颌下间隙等处的颈深筋膜间隙时，感染可通过筋膜间隙的平面扩散，并因呼吸、胸内负压及重力作用更易向下蔓延而形成纵隔脓肿。

（三）诊断

（1）有急性下颌智齿冠周炎，或急性扁桃体炎，或邻近间隙感染史。

（2）咽部表现：咽侧壁红肿，局部疼痛剧烈，吞咽和进食时更甚。

（3）颈部表现：颈部舌骨大角平面肿胀、压痛，下颌下及颈深上淋巴结肿大、压痛。

（4）张口受限。

（5）咽旁间隙位置深在，脓肿形成与否一般采用穿刺方法确诊。穿刺系经口内翼下颌皱襞内侧进入咽上缩肌与翼内肌之间。

（6）患者呈急性病容，伴发热、白细胞总数增高。严重时可出现言语不清，呼吸急促，脉搏浅快。

（7）注意与局部表现相类似的疾病，如咽侧部发展迅速的恶性肿瘤、囊性病变继发感染相鉴别。

（四）治疗

（1）全身给予足量有效抗生素及支持疗法，必要时给氧。

（2）脓肿形成时，张口不受限患者应及时由翼下颌韧带稍内侧纵行切开黏膜层，黏膜下用血管钳顺翼内肌内侧钝性分离进入脓腔。黏膜切口不宜过深，以防误伤大血管和神经。

（3）张口受限患者经口外以患侧下颌角为中心，距下颌骨下缘 2 cm 处作约 5 cm 长的弧形切口。分层切开皮肤、皮下、颈阔肌后，顺翼内肌之内侧，用血管钳向前、上、内方向钝性分离进入咽旁间隙，放出脓液后以盐水冲洗创口，用盐水纱条或橡皮条引流。

（4）口外途径远不如口内途径易于接近脓腔,操作要求高,除非严重牙关紧闭,一般均选用口内途径。

（5）炎症控制后,治疗病灶牙。

十四、下颌下间隙感染

（一）概述

下颌下间隙位于下颌下腺所在的由二腹肌前、后腹与下颌骨下缘形成的下颌下三角内。底为下颌舌骨肌与舌骨舌肌,表面为皮肤、浅筋膜、颈阔肌和颈深筋膜浅层,下颌下间隙经下颌舌骨肌后缘与舌下间隙相续,向后内毗邻翼下颌间隙、咽旁间隙;向前通颏下间隙;向下借疏松的结缔组织与颈动脉三角和颈前间隙相连。下颌下间隙感染常来源于下颌智齿冠周炎及下颌后牙根尖周炎、牙槽脓肿等牙源性感染,也可继发于下颌下淋巴结炎、化脓性下颌下腺炎等腺源性感染。

（二）临床表现

（1）早期为下颌下淋巴结炎的表现,下颌下区丰满,检查有明确边界的淋巴结肿大、压痛。

（2）化脓性下颌下淋巴结炎向结外扩散形成蜂窝织炎,表现为下颌下三角区肿胀,下颌骨下缘轮廓消失,皮肤紧张、压痛,按压有凹陷性水肿。脓肿形成后中心区皮肤潮红,可触及波动感,穿刺抽出脓液。

（3）下颌下间隙因与舌下间隙相通,感染极易向舌下间隙扩散,此时可伴有口底后份肿胀、舌运动疼痛、吞咽不适等症状。

（4）可有发热等全身症状。

（三）诊断

（1）有下颌磨牙的化脓性根尖周炎、智齿冠周炎、牙周炎或下颌下淋巴结炎史。

（2）下颌下三角区肿胀,压痛。

（3）若脓肿形成,皮肤潮红,可触及波动感,穿刺抽出脓液。

（4）伴发热、白细胞总数增高。

（5）下颌下间隙感染应注意与化脓性淋巴结炎和因导管阻塞引起的潴留性下颌下腺炎相鉴别。

(四)治疗

(1)全身给予足量有效抗生素。

(2)脓肿形成时,及时进行切开引流。下颌下间隙形成脓肿时范围较广,脓腔较大,但若为淋巴结炎引起的蜂窝织炎,脓肿可局限于一个或数个淋巴结内,故切开引流时必须分开形成脓肿的淋巴结包膜才能达到引流的目的。下颌下间隙切开引流的切口部位、长度应参照脓肿部位、皮肤变薄的区域决定。一般在下颌骨体部下缘以下 2 cm 处作与下颌骨下缘平行的切口,切开皮肤、颈阔肌后,用血管钳钝性分离进入脓腔。

(3)急性炎症控制后,治疗病灶牙。

十五、口底多间隙感染

(一)概述

口底多间隙感染指双侧下颌下间隙、舌下间隙及颏下间隙同时发生的广泛感染,又称为口底蜂窝织炎,是口腔颌面部筋膜间隙感染中最严重者。因致病菌和病理过程的不同分为化脓性和腐败坏死性两种。前者主要是葡萄球菌、链球菌感染;而后者则是以厌氧性、腐败坏死性细菌为主的混合感染,后者引起的腐败坏死性口底蜂窝织炎又称为路德维希咽峡炎(Ludwig′s angina),临床上全身及局部反应均甚严重。其感染多源自下颌牙源性感染,如下颌牙的根尖周炎、牙周脓肿、骨膜下脓肿、冠周炎、颌骨骨髓炎的感染扩散,也可继发于下颌下腺或下颌下淋巴结炎,以及口底软组织和颌骨的损伤和感染灶。

(二)临床表现

(1)化脓性病原菌引起的口底蜂窝织炎,病变初期肿胀多在一侧下颌下间隙或舌下间隙,自发性疼痛和压痛,局部体征与下颌下、舌下、颏下间隙蜂窝织炎相似。如炎症继续发展扩散至整个口底间隙时,则双侧下颌下、舌下口底及颏部均有弥漫性肿胀。

(2)腐败坏死性病原菌引起的口底蜂窝织炎,则表现为软组织的广泛性副性水肿。发病急,发展快,肿胀范围非常广泛,可上至面颊部,下至胸部,颌周有自发性剧痛、灼热感,皮肤红肿、变硬、发绀,有瘀斑,压迫皮肤有明显凹陷。随着病变发展,深层肌组织发生坏死、溶解,有液体聚集而出现波动感。皮下有气体产生,故可扪及捻发音。切开后有大量咖啡色、稀薄、恶臭、混有气泡的液体,并可见肌组织呈棕黑色,结缔组织为灰白色,但无明显出血。舌体抬高,口底丰满、膨隆,黏膜水肿,黏膜下瘀斑,舌下皱襞肿大发亮,前牙开𬌗,舌下肉阜区黏膜有出血,可见青紫色瘀斑。由于舌体僵硬、运动受限,常使患者口涎外溢,言语不清,并因吞咽困难而不能正常进食,如肿胀向舌根发展,则可出现呼吸困难,以致患者不能平卧;严重者烦躁不安,呼吸短促,口唇青紫、发绀,甚至出现"三凹征",此时有发生窒息的危险。

(3)个别患者的感染可向纵隔扩散,表现出纵隔炎或纵隔脓肿的相应症状。纵隔脓肿往往伴有高热,咽喉痛,颈部活动及张口受限,胸痛,吞咽及呼吸困难;甚至出现中毒性休克。严重者尚可并发心包积液、胸腔积液及上腹壁脓肿。

(4)口底多间隙感染的全身症状常很严重,但在腐败坏死性蜂窝织炎时,由于全身机体中毒,体温反可不升。患者呼吸短浅,脉搏频弱,甚至血压下降,出现休克。

(三)诊断

(1)局部表现为下颌下、口底和颏下广泛、弥散性肿胀,压痛明显。

(2)病情的发展迅速,红肿范围可短期内波及颈部、上胸、面部。

(3)全身症状严重,发热、寒战、烦躁或嗜睡,体温可达 39～40 ℃,白细胞总数升高,核明显左移。全身抵抗力差时,体温可不升高,但全身中毒症状明显。

(四)治疗

(1)全身支持疗法:由于口底多间隙感染患者局部及全身症状重,应及时掌握患者生命体征、水电解质状态及重要脏器功能,并警惕败血症及中毒性休克出现,及早给予液体支持疗法,保证水电解质平衡,必要时输血和补充蛋白质。对于严重的多间隙感染合并颈部及纵隔感染的患者,由口腔颌面外科、胸外科、内科、麻醉科等多学科联合治疗更能有效合理地提高治疗成功率,降低病死率。

(2)全身给予足量有效抗生素:根据化脓性和腐败坏死性感染的病原菌特点,选择药物种类,细菌药敏结果对用药有帮助。长期应用广谱抗生素,要谨防肠道菌群失调。

(3)做好呼吸道管理:保持呼吸道通畅、吸氧,口底蜂窝织炎宜早期行切开减压及引流术,对于婴幼儿即使没有明显呼吸困难也要做好气管切开术的准备,如有重度呼吸困难,可行气管切开术。

(4)早期及时进行广泛切开引流,达到减压、排除坏死物质及减轻机体中毒的目的。化脓性口底多间隙感染应在脓肿部位切开,而腐败坏死性者则应作下颌下区广泛切开,可作与双侧下颌下、颏下与下颌骨相平行的衣领形或倒 T 形切口,以利腐败坏死组织的及时引流;术中除将口底广泛切开外,还应充分分离口底肌群,使口底各个间隙的坏死组织及脓液能得到充分引流。如为腐败坏死性病原菌引起的口底蜂窝织炎,肿胀一旦波及颈部及胸前区或皮下触到捻发音时,应按皮纹行多处切开,达到敞开创口、改变厌氧环境和充分引流的目的。并用3%过氧化氢溶液或1:5 000高锰酸钾溶液反复冲洗,每天4～6次,创口内置橡皮管引流。

(5)对腐败坏死性病菌感染者,有条件者可在引流术后辅以高压氧治疗。

十六、中央性颌骨骨髓炎

(一)概述

中央性颌骨骨髓炎是化脓性骨髓炎中的一类,多在化脓性根尖周炎及根尖周脓肿的基础上发生,也可继发于口腔软硬组织损伤或血源性感染,炎症先在骨髓腔内发展,再由颌骨中央向外扩散,进而累及骨皮质及骨膜。中央性颌骨骨髓炎多发生在下颌骨,临床过程可分为急性期和慢性期。儿童中央性颌骨骨髓炎有可能破坏牙胚组织,影响萌出或致牙齿缺失、咬合错乱、颌骨发育异常或面部畸形。

(二)临床表现

1.急性期

(1)病变区牙疼痛剧烈,向半侧颌骨或三叉神经分支区放射。

(2)局部牙龈明显肿胀、充血,有脓液从松动牙的龈袋流出,相应面部肿胀、压痛,局部皮肤破溃或形成脓瘘。

(3)受累区牙松动、有伸长感、叩痛。

(4)下牙槽神经受累可有下唇麻木。

(5)病变波及下颌支可导致升颌肌群痉挛出现张口受限。

(6)可伴有化脓性上颌窦炎。

(7)可出现眶周或球后脓肿。

(8)病程1周后,X线片可见病变区骨质疏松或不规则破坏。

(9)全身症状较重,高热、寒战,甚至出现中毒症状。

2.慢性期

(1)发病2周后逐渐进入慢性期,肿胀和疼痛减轻。

(2)口腔内及颌面部皮肤形成多个瘘管,有炎性肉芽组织增生,长期排脓,有时排出死骨碎片。

(3)病变区牙松动、叩痛。

(4)可发生病理性骨折,导致咬合关系紊乱和面部畸形。

(5)X线片显示颌骨骨质破坏,同时存在骨膜增生及硬化,可见死骨形成或病理性骨折。

(6)全身情况较差,可有贫血和消瘦表现。

(三)诊断

1.急性期

(1)常有牙痛,有外伤史或全身感染疾病史。

(2)病变区有多数牙松动、叩痛,牙龈红肿,牙周溢脓。

(3)面部肿胀。

(4)下唇麻木。

(5)全身感染症状严重。

2.慢性期

(1)口腔内及颌面部皮肤形成多个瘘管,有炎性肉芽组织增生,长期排脓,有时排出死骨片。

(2)病变区牙松动、叩痛。

(3)可发生病理性骨折,导致咬合关系紊乱和面部畸形。

(4)X线片显示颌骨骨质破坏,同时存在骨膜增生及硬化,可见死骨形成或病理性骨折。

(5)全身情况较差,可有贫血和消瘦表现。

(四)治疗

1.急性期

(1)全身使用大剂量有效抗生素及支持疗法。

(2)尽早拔除病灶牙,使脓液从拔牙窝内排出,必要时凿开骨皮质,以保持引流通畅。

(3)存在骨膜下脓肿或颌周间隙感染及脓肿应切开引流。

2.慢性期

(1)死骨分离后,施行死骨摘除术。

(2)病灶清除术。

(3)全身营养支持疗法。

十七、边缘性颌骨骨髓炎

(一)概述

边缘性颌骨骨髓炎是指继发于骨膜炎或骨膜下脓肿的骨密质外板的炎性病变,常在智齿冠周炎等牙源性感染继发颌周间隙感染基础上发生。下颌骨为好发部位,其中又以咬肌间隙或翼下颌间隙感染引起的下颌支及下颌角部边缘性骨髓炎居多。按疾病过程,可分为急性期与慢性期;根据骨质损害的病理及影像学特点,也可分为骨质增生型和骨质溶解型。边缘性骨髓炎治疗不及时可向颌骨深层发展,出现中央性骨髓炎的发病特点和临床表现。

(二)临床表现

1.按疾病过程分类

(1)急性期。①与咬肌间隙、翼下颌间隙和颞下间隙感染表现相似;②咬肌局部红肿、跳痛,扪及咬肌变硬、压痛明显;③张口受限;④脓肿形成,不易扪到波动感,可有凹陷性水肿;⑤患者可有发热等全身症状。

(2)慢性期。①病程较长,且反复加重;②局部弥散性肿胀,组织坚硬,轻微压痛,无波动感;③不同程度张口受限、进食困难;④全身症状一般不明显。

2.按病理及影像学分类

(1)骨质增生型。①多表现在年轻、体格健壮,而感染病原菌毒力相对较弱的患者;②局部肿胀、变硬,但皮肤色泽正常,压迫不适或轻微疼痛,轻度张口受限;③全身症状不明显;④X 线片可见下颌支外侧骨皮质有明显的骨膜增厚或骨质增生,呈致密影像。

(2)骨质溶解型。①常在咬肌间隙脓肿形成以后表现;②病程长,皮肤遗留瘘孔,长期不愈,反复溢脓,咬肌区变硬,伴轻度张口受限;③X 线片可见病变区骨密质破坏,骨质疏松脱钙,形成不均匀的骨粗糙面。死骨与周围正常骨质无明确界限,若病情控制不彻底,病变可向骨内扩展形成广泛性骨坏死。

(三)诊断

1.病史

有下颌智齿冠周炎或咬肌间隙、翼下颌间隙和颞下间隙感染史,咬肌区及相应间隙区域呈急性或慢性肿痛。

2.临床表现

局部肿胀,组织坚硬,轻微压痛及不同程度张口受限。若有瘘孔,探查时可发现粗糙骨面。

3.X 线表现

下颌支外侧有明显的骨皮质增生,骨质呈致密影像或病变区骨皮质破坏,骨质疏松脱钙,形成不均匀的骨粗糙面。

(四)治疗

(1)急性期:以全身抗感染治疗为主,如伴咬肌间隙等脓肿应按该间隙脓肿引流原则行切开引流。

(2)慢性期:施行病灶清除术,暴露下颌支外侧板后,反复刮除蜡样松软骨质直至坚硬为止,并注意清除附着在咬肌骨膜面的死骨碎片,继续留置引流条到无分泌物溢出为止。

(3)治疗病灶牙。

(4)若病变波及骨内,参照中央性颌骨骨髓炎的治疗。

十八、婴幼儿颌面骨骨髓炎

(一)概述

婴幼儿颌面骨骨髓炎一般指发生在出生 3 个月以内的化脓性中央型颌面骨骨髓炎,尤其以新生儿多见,患儿多有急性感染或传染病史。主要发生在上颌骨和颧骨,感染来源多为血源性,可能有全身脓毒血症或败血症存在。

(二)临床表现

(1)发病突然,出现全身高热、寒战、哭啼、烦躁不安、呕吐等症状。

(2)面部、眶下及眦部皮肤红肿、眼睑肿胀、睑裂变窄、眼球外突。

(3)上牙龈及硬腭黏膜红肿。

(4)面部、眶下区形成脓肿,在龈缘、腭部及鼻腔形成脓瘘。

(5)晚期从瘘口排出颗粒状死骨及坏死牙胚。

(6)可继发面部畸形。

(三)诊断

(1)发病急,全身感染症状重。

(2)多有急性感染或传染病史,也可见泪囊炎或鼻泪管炎累及上颌骨。

(3)局部表现为面部、眶下及眦部皮肤红肿,眼睑肿胀,睑裂变窄,眼球外突;上牙龈及硬腭黏膜红肿;面部、眶下区形成脓肿,在龈缘、腭部及鼻腔形成脓瘘;晚期从瘘口排出颗粒状死骨及坏死牙胚。

(四)治疗

(1)应用足量抗生素,可根据细菌培养结果选用抗生素,给予必要的对症及全身支持治疗。

(2)脓肿形成后,应及时切开引流,加强冲洗。

(3)因死骨界限不清,不宜急于行死骨清除术。为保留更多的骨质,除有明显死骨外,应尽量建立通畅引流,以排出已分离的小碎骨。

(4)二期整复瘢痕及畸形。

十九、放射性颌骨坏死(骨髓炎)

(一)概述

放射性颌骨坏死(骨髓炎)指头颈部肿瘤在接受大剂量放射治疗后,因口腔卫生不良,牙源性感染及损伤,或施行拔牙术等导致的继发感染,已成为一种常见的放射治疗并发症。

(二)临床表现

(1)病程缓慢,常在根治性放射治疗后数月乃至数年才出现症状。

(2)初期呈持续性针刺样剧痛。

(3)口腔黏膜或面部皮肤形成瘘管,分泌脓液,引流不畅时,可致急性炎症发作;瘘口逐渐扩大,导致黑褐色死骨外露,但分泌物不多,也无明显肉芽组织增生。

(4)死骨的分离缓慢且界限不清,在病程中可发生病理性骨折而出现咬合关系紊乱。

(5)放射剂量越大,组织萎缩性变越严重,皮肤可呈缺血性、萎缩性瘢痕状。瘢痕及感染均可导致患者严重张口受限。

(6)病程长,患者全身呈慢性消耗性衰竭,常表现为消瘦和贫血。

(三)诊断

(1)有头颈部恶性肿瘤放射治疗史。

(2)局部表现:放射区出现经久不愈的瘘口或因拔牙、局部损伤后创口不愈,骨组织外露,呈黑褐色;瘘管有少量脓液分泌。

(3)患者全身呈慢性消耗性衰竭,表现为消瘦和贫血。

(4)X线片可见病变区骨质破坏、密度降低,有斑块状透光区,无骨质增生与骨膜反应,有时可见病理性骨折。

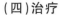

(四)治疗

(1)全身应用抗生素控制感染。

(2)加强营养,必要时给予输血等支持治疗。

(3)高压氧治疗。

(4)保持瘘管引流通畅。

(5)根据情况行死骨切除术,放射性颌骨骨髓炎的死骨分离缓慢,除有明显游离死骨块形成,采用死骨摘除外,原则上应在正常组织内行死骨切除术,预防病变扩大。

(6)放射治疗前应常规进行牙齿洁治,积极处理病灶牙,如残根、残冠;去除固定的金属义齿。无论放射治疗结束后多久,拔牙或局部手术均有诱发放射性颌骨坏死的可能,故被放射治疗区域内的牙病应慎重行手术治疗,要充分告知患者并尽量减少手术创伤。

二十、化学性骨坏死

(一)概述

化学性骨坏死是由化学性物质所造成的骨损伤,包括酒精、环境中的化学毒物及某些药物。如应用牙髓失活剂(As_2O_3)时不慎外溢,或通过乳牙或年轻恒牙的宽大根尖孔溢出,可造成邻近龈组织、牙周膜及牙槽骨的坏死。再如慢性酒精中毒者,出现脂质代谢紊乱、脂肪肝和高脂血症、局部血管炎和骨质疏松等,这些病理变化均可导致骨坏死。还有长期大量使用肾上腺皮质类固醇(如泼尼松、地塞米松),也可造成骨质疏松、动脉血管阻塞,使骨细胞、骨髓细胞逐渐发生坏死;二磷酸盐相关颌骨坏死等在临床上表现为难治性颌骨骨坏死。

(二)临床表现

(1)牙齿疼痛、松动,病变牙齿邻近的龈乳头、牙周膜坏死。

(2)牙槽间隔骨坏死,牙根面暴露,颌骨坏死外露。

(三)诊断

(1)接触相应化学物质或应用相应药物史。

(2)在上述情况下接受牙齿治疗或拔牙等。

(3)病变牙齿邻近龈乳头、牙周膜坏死。

(4)牙槽间隔骨坏死,牙根面暴露,颌骨坏死暴露。

(5)X线片显示根尖周骨质密度减低,牙槽突骨质破坏,死骨可与牙相连成

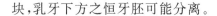

块,乳牙下方之恒牙胚可能分离。

(四)治疗

(1)去除牙齿内封入的砷剂。

(2)仔细削除死骨,直到看见出血的新鲜骨面为止,若死骨明显者可刮除死骨。

(3)可用碘仿糊剂或碘仿纱条覆盖以保护创面。

(4)封砷剂时要防止侧穿、底穿及砷剂渗漏,注意观察封药后的反应,叮嘱患者正确的复诊时间,防止反复封药,早发现、早处理。

(5)遵医嘱调整药物(肾上腺皮质类固醇、二磷酸盐类药物等)应用。

(6)可用高压氧治疗。

(7)适时进行死骨清除手术。

二十一、面颈部淋巴结炎

(一)概述

面颈部淋巴结炎常继发于牙源性及口腔感染,也可并发于上呼吸道感染、颜面部皮肤的疖、痈等感染或颜面部损伤之后,临床上淋巴结炎可分为急性淋巴结炎与慢性淋巴结炎两种。淋巴结炎好发部位为颈深上部淋巴结与下颌下淋巴结,其他颏下、面、耳前、耳下淋巴结也可发生;慢性淋巴结炎多继发于颌面部慢性炎症,也可由急性淋巴结炎治疗不彻底转变而来。

(二)临床表现

1.急性淋巴结炎

(1)发病急,病程短而进展快。

(2)早期可扪到淋巴结肿大、变硬、牙痛,但与周围组织无粘连。病情加重时,可累及多个淋巴结肿大,互相粘连,皮肤发红。

(3)脓肿形成时,皮肤红肿明显,局部明显压痛,可扪及波动,当炎症穿破包膜向四周扩散时,可形成蜂窝织炎。

(4)可有发热等全身症状。

2.慢性淋巴结炎

(1)病程长,有淋巴结时大时小的病史,常因上呼吸道感染、牙痛时增大,抗感染治疗后缩小。

(2)无明显主观症状。

（3）可扪及大小不等、可活动、边界清楚的淋巴结,如炎症反复发作,则有粘连、轻压痛。

（三）诊断

1.急性淋巴结炎

（1）发病急。

（2）淋巴结肿大、疼痛明显。

（3）可有全身不适表现。

2.慢性淋巴结炎

（1）病程长。

（2）淋巴结时大时小,病情反复,抗感染治疗有效。

（3）一般无明显主观症状。

（四）治疗

1.急性淋巴结炎

（1）全身应用抗生素。

（2）脓肿形成后,及时切开引流。

（3）全身支持治疗,补充必需的维生素及水电解质。

2.慢性淋巴结炎

（1）治疗原发病灶。

（2）淋巴结一般无须处理。如反复发作,疑为肿瘤或转移性淋巴结,可以手术摘除,结合病理进一步明确诊断。

二十二、面颈部淋巴结结核

（一）概述

颈部淋巴结结核多发生于儿童和青年,15～30岁为多见,结核杆菌可以通过口腔、鼻腔及咽部黏膜创伤、溃疡、拔牙创口等处侵入,也可经血运及淋巴管到达淋巴结而引起,还可继发于肺或支气管结核病变。以颈深上淋巴结最为常见。

（二）临床表现

（1）一侧或双侧颈部可扪及大小不等、串珠样肿大的淋巴结,质硬、界清、可移动。

（2）淋巴结内发生干酪样坏死、液化,形成冷脓肿,可穿破皮肤形成一个或多个瘘管,流出稀薄分泌物,混有干酪样物,瘘管经久不愈,瘘口周常形成瘢痕。

（3）可合并化脓性细菌感染,出现全身发热等症状。

（4）病程可长达数年,时好时坏,一般无明显主观症状。

（5）如有肺结核存在,则可有体质虚弱、营养不良、贫血、盗汗、易疲倦、消瘦等症状。

（三）诊断

（1）病程较长,无明显主观症状。

（2）淋巴结质地稍硬、活动,表现为串珠样淋巴结肿大,对一般抗菌药物治疗无效。

（3）如破溃形成经久不愈的瘘管,有干酪样物排出,此时淋巴结可发生粘连固定。

（4）做穿刺细胞学检查和结核菌素皮肤试验（OT 试验）或血液结核免疫三项的结果可协助诊断。

（四）治疗

（1）规范的抗结核药物治疗。

（2）无严重的继发感染时,小心将瘘管或溃疡的结核病变组织切除,局部冲洗,瘘管可逐步封闭。

（3）体积较大的结核性淋巴结肿大,经过抗结核药物治疗效果不明显者,可在抗结核治疗的同时施手术切除,术后还应进行抗结核治疗。

（4）加强营养,注意休息。

二十三、颌面骨结核

（一）概述

颌面骨结核常见于儿童和青少年,好发部位为上颌骨、颧骨结合部和下颌支。感染途径:可因体内其他脏器结核病沿血行播散所致,也可因开放性肺结核经口腔黏膜或牙龈创口感染,以及口腔黏膜、牙龈结核直接累及颌骨。

（二）临床表现

（1）无症状渐进性发展,伴局部软组织弥散性肿胀,可扪及坚硬的骨性隆起,有压痛,皮肤、黏膜不发红。

（2）可在皮肤和黏膜、骨膜下形成冷脓肿,脓肿破溃后,有稀薄脓性分泌物流出,混有灰白色块状或面团状物质。

(3)可形成经久不愈的瘘口,引流脓液中可带死骨碎块。

(4)可继发化脓性感染,出现局部红、肿、热、痛等急性化脓性颌骨骨髓炎症状。

(三)诊断

(1)可有结核病感染史或接触史。

(2)常在上颌骨、颧骨结合部或下颌支表现无痛性肿胀,可有冷脓肿或经久不愈的瘘管形成,有稀薄脓性分泌物。

(3)脓液涂片可见抗酸杆菌,结核菌素皮肤试验(OT 试验)或血液结核免疫三项的结果可帮助诊断。

(4)X 线摄片可见边缘模糊或清晰的低密度区,局限性骨破坏,死骨及骨膜增生少见。

(四)治疗

(1)全身抗结核治疗。

(2)支持治疗,加强营养、注意休息。

(3)骨膜下冷脓肿在穿刺抽出脓液后局部注入药物。

(4)有死骨形成时应行死骨及病灶清除术,一般采用保守的病灶清除术,清除已形成死骨的碎片及肉芽组织,减轻病变发展。

二十四、面部疖、痈

(一)概述

疖是指单个毛囊及其附件发生的炎症。相邻多个毛囊及其皮脂腺或汗腺等附件的急性化脓性炎症为痈,痈也可由一个疖的扩展或多个疖融合而成。其致病菌主要是金黄色葡萄球菌。痈多发生于成年人,以唇部多见。

(二)临床表现

1.疖

(1)颜面皮肤是疖的好发部位,初起皮肤出现圆形微红、突起的小硬结,有疼痛及烧灼感,进而硬结逐渐扩大,呈一锥形突起。

(2)顶部出现黄白色小脓头,伴红肿,疼痛加剧。

(3)经过数天,脓栓破溃、脱落,可渐愈合。

(4)一般无全身症状,偶有畏寒、发热等。

2.痈

(1)痈常见于唇部,初起时,唇部皮肤发红、变硬、疼痛,以后随着感染的发展,出现皮下蜂窝织炎,范围扩展至唇缘,而呈现紫红色、质地坚硬的浸润块,表面可有多个淡黄色脓点。

(2)炎症发展,表面相继出现多个脓头及溃孔,唇部红肿,疼痛加重。

(3)全身有中毒症状,如畏寒、发热、头痛、食欲差。

(4)可引起颅内海绵窦血栓性静脉炎、败血症或脓毒血症等危及生命的严重并发症。

(三)诊断

1.疖

颜面部皮肤出现突起的微红小硬结,中心部可呈现黄色小脓点,有疼痛及烧灼感。

2.痈

(1)唇部皮肤出现微隆起的紫红色浸润块,质地坚硬,疼痛明显。

(2)表面相继出现多个脓头及溃孔,脓液黏稠,常为与基底部无粘连的坏死组织。

(3)可伴有高热、精神倦怠、食欲缺乏、嗜睡、小便短赤等全身中毒症状。

(4)重症患者应注意有无败血症、脓毒血症及海绵窦血栓性静脉炎等并发症。

(四)治疗

1.疖

(1)疖的治疗以局部为主,根据情况可适当给予抗生素,但局部的制动和减少刺激因素是保证顺利愈合的关键。

(2)初起时局部可用2%碘酊涂抹患处,每天数次;形成脓栓时,可将其轻轻取出,勿挤压,以防感染扩散。

(3)加强营养,补充维生素,注意休息;保持面部皮肤清洁;局部忌搔抓、挤压;严禁热敷、挑刺和早期切开。

2.痈

(1)静脉应用大剂量有效的抗生素治疗,最好辅以药敏结果,以指导临床选用抗生素。

(2)密切观察生命体征,肝、肾功能及血生化结果,保证水电解质平衡,必要时给予维生素、蛋白质支持疗法。

(3)局部制动,并用含抗生素的高渗盐水持续湿敷,对溃破口坏死组织切忌随意牵拉,可用剪刀去除。

(4)伴败血症、脓毒血症、海绵窦血栓性静脉炎或中毒性休克者应按相关原则实施抢救和治疗。

二十五、颌面部放线菌病

(一)概述

颌面部放线菌病是由放线菌引起的慢性感染性肉芽肿性疾病,约 80％发生于面颈部软组织。发生在人体的主要是衣氏放线菌,为口腔内正常菌群中的腐物寄生菌。本病大多数是内源性感染,在患病或大量应用免疫抑制剂导致机体抵抗力降低时发生。

(二)临床表现

(1)多见于 20～45 岁男性,病程缓慢。

(2)多在腮腺咬肌区、下颌角部、下颌下及颊部等处出现无痛性硬结,表面皮肤呈棕红色。

(3)可出现张口受限,咀嚼、吞咽疼痛。

(4)患区触诊似板状硬、压痛,与周围正常组织分界不清。

(5)中央液化,形成软化灶或瘘管,由软化灶破溃或瘘管内流出黄色黏稠脓液,内含硫黄颗粒。

(6)颌骨受累,X 线可见多发性骨质破坏的稀疏透光区。

(三)诊断

(1)局部组织呈硬板状、多发性脓肿或瘘孔,从脓肿或瘘孔排出的脓液中可获得硫黄颗粒。

(2)细菌学检查涂片发现革兰氏阳性、呈放射状的菌丝。

(3)活体组织检查。

(四)治疗

(1)大剂量抗生素治疗,对青霉素及头孢菌素类敏感。

(2)口服碘制剂,5％碘化钾,3 次/天。

(3)免疫疗法:用放线菌溶素皮内注射,有一定疗效。

(4)手术治疗:①脓肿形成或瘘孔坏死肉芽组织增生,手术切开排脓或刮除肉芽组织。②颌骨死骨形成,行死骨刮除术。③病灶切除术。

二十六、坏疽性口炎

(一)概述

坏疽性口炎是在机体抵抗力极度降低时,口颊部组织发生急性坏死,合并腐败菌感染而形成的一种特殊病理过程,即组织的腐败性坏死,往往见于麻疹、痢疾、伤寒、肺炎等急性传染病后期,为急性、危险性较大的口腔疾病。多发生在6岁以下儿童,病变可导致组织缺损、牙和颌骨裸露,其发病机制尚不明确,但多与患儿营养不良、高热病所致全身抵抗力下降,以及梭状杆菌和螺旋体等感染引起的血管细菌性栓塞,导致组织缺血性坏死有关。因病情发展迅速,势如走马,中医称为"走马疳"。

(二)临床表现

(1)多发生于6岁以下儿童,有传染病、高热病史。

(2)初期牙龈或颊黏膜出现一个紫红色斑块,迅速变成紫黑色,一般无疼痛,溃疡面不断向深处及周围扩大,坏死组织呈灰绿色或灰色。

(3)病程进展迅速,软组织全层坏死,波及颌骨,出现牙松动、脱落,伴恶臭与出血。

(4)全身情况极差,表现为营养不良、贫血。

(三)诊断

(1)多发生于儿童,有传染病、高热病史。

(2)病程进展迅速,软组织全层坏死,常波及颌骨,出现牙松动、脱落,伴恶臭与出血。

(3)病变处涂片检查可见大量梭状杆菌及螺旋体。

(四)治疗

(1)全身支持治疗:加强营养,给予维生素、输血疗法,在保持水和电解质平衡基础上,可使用抗生素以减轻继发性化脓性感染。

(2)局部可用1.5%过氧化氢溶液、1∶5 000高锰酸钾溶液或次氯酸钠溶液清洗。

(3)全身情况好转后手术切除坏死组织,尽量消灭创面。

(4)二期整复缺损畸形。

第二节 口腔颌面部肿瘤及类肿瘤疾病

一、色素痣

(一)概述

色素痣来源于表皮基底层能产生黑色素的色素细胞。组织病理学上分3型：交界痣、皮内痣和复合痣。其临床重要性在于有些可发生恶变，应予识别。

(二)临床表现

(1)多数后天出现，界限一般清楚，颜色为淡棕色、棕色、黑色，形状呈光滑扁平或略隆起的斑点或斑块状。

(2)交界痣一般较小，为扁平、棕黑、蓝黑的色素斑，界限清楚或模糊，表面光滑无毛，一般无自觉症状。交界痣可明显增大，色变深黑，痛、痒、出血、破溃，周边有卫星状黑色素小结，出现恶变征象。

(3)复合痣及皮内痣为高起的颗粒状，表面粗糙不平，可大至数厘米，多数无毛。这类痣很少恶变，如有恶变则可能来自其交界痣部分。

(4)毛痣、雀斑样痣一般为皮内痣或复合痣，极少恶变。

(5)口腔黏膜内的色素痣甚少，而以黑色素斑为多。如为黑色素痣，则以交界痣及复合痣多见。

(三)诊断

(1)皮肤或黏膜上界限清楚，呈淡棕色、棕色或黑色，形状呈光滑扁平或略隆起的斑点或斑块状病损，表面有毛或无毛。

(2)病损明显增大，形状不规则、不对称，色变深黑、色泽不均匀，感觉痛、痒，表面有增生、出血、破溃，周边有卫星状黑色素小结，需考虑恶变可能。

(3)确诊病变类型需病理检查。

(四)治疗

(1)多数色素痣不需治疗。面积较大或影响面容，且有恶变倾向者应予手术切除；面积较小者也可采用激光治疗。

(2)面积较小者应一次全部切除，切口不能直接缝合者应局部滑行组织瓣修复；较大者可分次切除，也可一次切除后用邻近皮瓣修复或植皮。

（3）对疑有恶变者,应一次性全部切除行活体组织检查;手术应在痣边界以外的正常皮肤上做切口。

二、皮脂腺囊肿

(一)概述

皮脂腺囊肿为皮脂腺排泄管阻塞而形成的潴留性囊肿。

(二)临床表现

（1）青壮年男性多见。

（2）常见于颜面部,也可见于胸壁、背部、四肢等,小者如黄豆大小,大者可达数厘米。

（3）一般生长缓慢,多无自觉症状,继发感染时可有疼痛。

（4）囊肿圆形、质软,界限清楚,位于皮内,顶部与浅面皮肤紧密粘连,可不同程度地高出皮肤。特征性表现为囊肿表面皮肤见一色素沉着点。

（5）内容物为乳白色粉粒状或油脂状。

（6）少数可恶变为皮脂腺癌。

(三)诊断

（1）皮下圆形囊性肿物,部分与皮肤粘连,其粘连皮肤上常可见一色素沉着点。

（2）穿刺物为乳白色粉粒状或油脂状,如伴感染可液化。

(四)治疗

手术摘除:应同时切除与囊壁粘连的皮肤。

三、皮样、表皮样囊肿

(一)概述

皮样、表皮样囊肿是由胚胎发育时期遗留于组织中的上皮细胞发展而形成的囊肿。表皮样囊肿还可因损伤或手术植入上皮细胞而形成。皮样囊肿囊壁含皮肤附件,如毛发、毛囊、皮脂腺、汗腺等;表皮样囊肿囊壁无皮肤附件。

(二)临床表现

（1）多见于儿童及青年,好发于口底、颏下、眼睑、额、眼眶外侧及耳后等部位,生长缓慢,多无自觉症状。

（2）大小不一,圆形或卵圆形,边界清楚;触诊有面团样感觉,与四周无粘连,无触痛。

(3)位于下颌舌骨肌上的囊肿,可使口底及舌抬高,影响口腔功能。

(4)穿刺可抽出乳白色豆渣样穿刺物。

(三)诊断

(1)触诊为特征性面团样质感。

(2)乳白色豆腐渣样穿刺物。

(3)位于下颌舌骨肌之上的囊肿应与舌下腺囊肿鉴别,发生于其他部位者应与相应部位发生的特征性囊性肿物鉴别,如甲状舌管囊肿、鳃裂囊肿、口外型舌下腺囊肿等。发生于额眶部者需与先天性颅裂(脑膨出)相鉴别。

(四)治疗

手术摘除。

四、甲状舌管囊肿(瘘)

(一)概述

甲状舌管囊肿(瘘)为胚胎时甲状舌管退化不全的残留上皮发育而来的先天性囊肿。

(二)临床表现

(1)多见于1～10岁儿童。

(2)可发生于颈正中线自舌盲孔至胸骨切迹的任何部位,但以舌骨上下最为常见。

(3)生长缓慢、圆形、质软、无粘连。位于舌骨以下者可随吞咽及伸舌动作而移动。

(4)可反复继发感染破溃,或因切开引流而形成甲状舌管瘘,称继发性甲状舌管瘘;出生后即表现为瘘者称原发性甲状舌管瘘。甲状舌管瘘可发生癌变。

(5)穿刺可抽出透明或微混浊的黄色液体并略带黏性。

(6)对甲状舌管瘘行碘油造影可显示瘘管的方向。

(三)诊断

(1)出生后不久即可在颈正中线或附近出现柔软囊性包块。

(2)生长缓慢,无粘连,位于舌骨下者可随吞咽上下移动。

(3)舌骨下者可扪及包块与舌骨之间的软组织条索。

(4)穿刺液为透明或微混浊略带黏性的黄色液体。

（5）舌骨上的甲状舌管囊肿应与口底正中的皮样或表皮样囊肿、肿大的淋巴结、鳃裂囊肿及甲状腺肿瘤等鉴别。

（6）甲状舌管囊肿应特别注意与异位甲状腺鉴别。后者常位于舌根部，呈瘤状突起，表面紫蓝色，质地柔软，患者有典型的"含橄榄"语音，较大时有不同程度的吞咽及呼吸困难。核素^{131}I扫描可见有核素浓集。

（四）治疗

手术行囊肿摘除术与瘘管切除术。

五、鳃裂囊肿（瘘）

（一）概述

鳃裂囊肿（瘘）为胚胎发育时鳃裂残余组织所形成的囊肿。

（二）临床表现

（1）常见于10～50岁。

（2）囊肿位于颈部侧方，生长缓慢，上呼吸道感染时易继发感染。

（3）囊肿质地柔软，有波动感，无搏动感。

（4）穿刺可抽出黄绿色或棕色的清亮液体，可含有胆固醇结晶。第一鳃裂囊肿穿刺液可伴皮脂样分泌物。

（5）囊肿可因继发感染或切开引流穿破导致长期不愈，形成鳃裂瘘；也有先天未闭合者，称原发性鳃裂瘘。鳃裂瘘可同时有内外两个瘘口。第一鳃裂内瘘口在外耳道；第二鳃裂内瘘口通向咽侧扁桃体窝；第三、第四鳃裂内瘘口则通向梨状窝或食管上段。碘油造影可显示瘘管走向及开口部位。

（三）诊断

（1）位于颈侧方，生长缓慢，可扪及波动感的囊性肿物；穿刺液为含或不含胆固醇结晶的黄绿色或棕色的清亮液体，第一鳃裂囊肿穿刺液可伴皮脂样分泌物。

（2）发生于下颌角部水平以上及腮腺区者，常为第一鳃裂来源；发生于颈中上部者多为第二鳃裂来源；发生在颈下部者多为第三、第四鳃裂来源。其中以第二鳃裂来源的最多见，多位于舌骨水平，胸锁乳突肌上1/3前缘附近。

（3）碘油造影显示瘘管方向及内瘘开口部位。

（4）鳃裂囊肿要与腮腺囊肿（囊液有淀粉酶）、颈部大囊型淋巴管畸形（囊液为淋巴液）、甲状腺转移癌（可抽出棕色液）及其他囊性转移癌等鉴别；质地坚实的鳃裂囊肿要与颈部肿大的淋巴结或其他实性肿块鉴别；第一鳃裂瘘需与耳前瘘鉴别。

(四)治疗

手术摘除囊肿或切除瘘管。

六、牙源性颌骨囊肿

(一)概述

牙源性颌骨囊肿由成牙组织或牙演变而来。临床上分为根尖周囊肿(根端囊肿)、含牙囊肿和角化囊肿。但是现在认为角化囊肿是牙源性肿瘤,称为角化囊性瘤。

(二)临床表现

(1)颌骨内的囊性肿物,一般生长缓慢,早期无症状,逐渐增大可使颌骨膨隆造成面部畸形,同时骨质受压变薄,触诊时可有乒乓球样感。

(2)根尖周囊肿:因龋坏致根尖周肉芽肿演变而成,囊肿处有死髓牙(牙已拔除者称残余囊肿)。

(3)含牙囊肿:牙冠和牙根形成之后,在缩余釉上皮和牙冠面之间出现液体渗出而形成的囊肿,好发于下颌第三磨牙及上颌尖牙区,可有缺牙。

(4)牙源性囊肿穿刺可见草黄色液体,内含胆固醇结晶;角化囊性瘤内容物可为乳白色角化物或皮脂样物质。

(三)诊断

(1)颌骨内有一含液体、生长缓慢、早期无症状的囊性肿物。骨质受压变薄,触诊时可有乒乓球样感。

(2)穿刺液为草黄色液体,内含胆固醇结晶;角化囊性瘤内容物可有乳白色角化物或皮脂样物质。

(3)根尖周囊肿在口腔内可发现深龋、残根或死髓牙;其他牙源性囊肿可能伴缺牙。

(4)X线片见圆形或卵圆形透光阴影(可为单房或多房),周围可有一白色骨质反应线(骨白线)。根尖周囊肿为单房阴影,根尖在囊腔内;含牙囊肿单房或多房阴影,含牙,牙冠在囊腔内。

(5)应特别注意与角化囊性瘤及成釉细胞瘤等牙源性肿瘤鉴别。

(四)治疗

(1)囊肿较小时可直接手术摘除囊肿。囊腔内的牙可根据具体情况拔除或行根管治疗。

（2）囊肿巨大或影响青少年牙胚发育和外形时,可先行开窗引流或袋形缝合术,待囊肿缩小后再行手术。

七、非牙源性发育性囊肿

(一)概述

以前认为此类囊肿系源于胚胎期面突融合处的上皮残余。近年来现代胚胎发育学的观点不支持面裂来源的观点,故病理上改称为非牙源性发育性囊肿。根据发生部位不同分为球上颌囊肿、鼻腭囊肿、正中囊肿、鼻唇囊肿 4 种。

(二)临床表现

（1）多见于儿童及青少年,生长缓慢,临床症状与牙源性囊肿相似。

（2）不同部位的囊肿可出现相应的局部症状。

球上颌囊肿发生于上颌侧切牙与尖牙之间,牙被推压移位,鼻唇沟处黏膜膨隆,X 线片见囊肿阴影在牙根之间。

鼻腭囊肿位于切牙管内或附近,X 线片可见上颌骨中线部切牙管扩大的阴影,在咬合片上囊肿位于切牙后方;如果囊肿发生在切牙孔而不涉及切牙管其他部分,称为腭乳头囊肿。

正中囊肿位于切牙管之后腭中线的任何部位,X 线片上见腭中缝间圆形囊性阴影,边界清楚,与牙无关。

鼻唇囊肿位于上唇底和鼻前庭内,处于骨表面,在口腔前庭外侧可扪及囊性肿块,X 线片上骨内无囊性阴影。

(三)诊断

（1）颌骨或软组织内生长缓慢的囊性肿物。

（2）部位有特征性,即发生在不同的解剖部位。

（3）依据特定的部位及与牙本身的关系与牙源性囊肿鉴别。

(四)治疗

手术摘除。术式与牙源性囊肿相同,一般从口内进行手术。

八、血外渗性囊肿

(一)概述

血外渗性囊肿主要为损伤后引起骨髓内出血、机化、渗出后而形成,与牙组织本身无关,也称损伤性骨囊肿、孤立性骨囊肿、单纯性骨囊肿。

（二）临床表现

（1）可有损伤史。多发生于青壮年，以下颌前牙部位较为好发。

（2）牙数目正常，无移位，牙可无活力。

（3）穿刺可能无内容物或为含少量红细胞、白细胞和类组织细胞的血色或草绿色液体。

（三）诊断

（1）可有损伤史。

（2）牙数目正常，无移位。

（3）X线片见囊肿边缘不如牙源性颌骨囊肿清楚，无明显白色骨质反应线。

（4）应警惕与血友病假瘤、骨髓瘤相鉴别。

（四）治疗

手术治疗原则同牙源性颌骨囊肿。

九、动脉瘤样骨囊肿

（一）概述

动脉瘤样骨囊肿为骨组织良性病变，较多发生于四肢及脊柱骨骼，颌骨少见。外伤可能是致病因素之一。

（二）临床表现

（1）好发于儿童及青年人，下颌骨较上颌骨多见。

（2）局部骨组织膨胀，并伴有轻度疼痛。

（3）牙被压移位，咬合紊乱；进一步生长可引起面部畸形。

（三）诊断

（1）颌骨内缓慢生长的囊性肿物。

（2）X线表现无明显特征。囊肿为单房或多房性透光阴影，可见骨小梁或骨膜反应增生，呈日光放射状或羽毛状密度增高阴影。

（3）需与颌骨中央性血管畸形、巨细胞瘤、成釉细胞瘤、骨肉瘤等鉴别。最后诊断需病理检查。

（四）治疗

手术彻底刮除。当骨质破坏范围过多时才考虑行颌骨部分截骨术。

十、乳头状瘤

(一)概述

乳头状瘤系上皮性肿瘤,可发生恶变。

(二)临床表现

(1)可发生于皮肤或黏膜,呈乳头状突起,有蒂或无蒂。生长缓慢,无明显不适。

(2)可在白斑基础上发生。

(3)如伴有皮肤菲薄、牙发育不良、并指畸形及眼、耳、甲等多组织或器官异常时,称为局灶性真皮发育不全综合征(Goltz综合征)。

(4)可发生溃破、出血、疼痛、基底浸润等恶变征象。

(三)诊断

(1)皮肤或黏膜上呈乳头状突起的新生物,有蒂或无蒂。

(2)发生于皮肤者,应与痣、疣鉴别,必要时应行活体组织切除检查。

(3)出现破溃、出血、疼痛、基底浸润时考虑恶变。

(四)治疗

手术切除。基底部应有足够的切除范围。

十一、角化棘皮瘤

(一)概述

角化棘皮瘤以前曾被分类于原发性(特发性)假上皮瘤样增生中,目前已列为单独的疾病。

(二)临床表现

(1)病变常发生于暴露的皮肤,如颈、耳、头皮等,多为单发,亦可多发。多见于中年以上男性。

(2)初发时皮肤为坚硬丘疹,生长迅速,呈半球形,突起呈粉红结节,中央凹陷似火山口,其中含有角质栓,表面毛细血管扩张,去除角质物可见绒毛状基底。

(3)可自行停止生长,甚至可自愈;当角质栓脱落,肿瘤即渐渐退化而缩小,表面可见黑褐色结痂。

(三)诊断

(1)初起为一小乳头状病损,生长较为快速,临床常被误诊为癌;以后则趋稳定。

(2)本病可自行停止生长,甚至可自行愈合,故曾有"自愈性上皮瘤"的名称。

(3)最后需病理检查确诊。

(四)治疗

在明确诊断的基础上又未自愈时,应行手术切除。

十二、皮脂腺瘤

(一)概述

皮脂腺瘤为分化不完全的皮脂腺增生所引起的良性肿瘤。

(二)临床表现

(1)多见于中老年患者,常为单发,好发于眉弓、眼睑及鼻周。

(2)无痛性肿块,生长缓慢,病程长。

(3)肿瘤外形较规则,呈圆形结节,表面微黄,有时中心可见有凹陷呈脐状。

(三)诊断

(1)多位于眉弓、眼睑及鼻周。

(2)生长缓慢。肿瘤呈圆形结节,表皮微泛黄色;有时见肿瘤中心凹陷。

(四)治疗

手术切除。

十三、牙龈瘤

(一)概述

牙龈瘤系牙周膜及颌骨牙槽突结缔组织增生,非真性肿瘤,但手术不彻底容易复发。先天性牙龈瘤为牙胚发育异常所致。局部炎症、机械性慢性刺激及内分泌因素与其发病有直接关系。长期服用某些药物(如降压药、抗癫痫药物等)也可引发牙龈的良性增生。根据病理结构和临床表现不同,可将牙龈瘤分为纤维瘤型牙龈瘤、肉芽肿型牙龈瘤、血管型牙龈瘤、先天性牙龈瘤和牙龈纤维瘤病。纤维瘤型牙龈瘤以纤维组织为主;肉芽肿型牙龈瘤以炎症性的肉芽组织为主;血管型牙龈瘤则以大量的多核巨细胞、丰富的血管和含铁血黄素沉着为特点,其中妊娠性龈瘤则发生在妇女妊娠期,生长迅速,易出血,分娩后可停止生长,甚至缩小,乃至消失。

(二)临床表现

(1)纤维型牙龈瘤不易出血,呈灰白色,有弹性、较硬,有蒂,表面呈分叶状。

(2)肉芽肿型牙龈瘤多为牙龈乳头肿块,易出血,粉红色肉芽组织,有蒂或无蒂,基底宽。

(3)血管型牙龈瘤极易出血,紫红色,柔软,有蒂或无蒂,妊娠所致者可多发。

(4)先天性牙龈瘤多见于新生儿,牙龈上有肿物,上颌前牙区好发,表面光滑。

(5)牙龈纤维瘤病表现为上下颌牙龈弥散性增生,质地坚韧,色泽正常与牙龈相似,可使牙移位,或将牙冠大部或全部覆盖。

(三)诊断

(1)好发于牙龈乳头部,唇、颊侧较舌、腭侧多见,好发于前磨牙及前牙区。

(2)通常位于龈乳头部,有蒂或无蒂,牙有时可松动或被压迫移位。局部常存在刺激因素,如残根、结石与不良修复体。

(3)牙龈瘤与内分泌有关,妊娠妇女可发生牙龈瘤,分娩后则缩小或消失。

(4)先天性牙龈瘤见于新生儿的牙槽嵴部,大小数毫米至数厘米不等。

(四)治疗

除妊娠性龈瘤外,均应彻底切除,否则易复发。并应去除局部刺激因素,包括龈上洁治、龈下刮治、去除不良修复体等。X线片提示牙周膜明显增宽或是复发者,应拔除相关患牙,刮除牙周膜。妊娠性龈瘤在孕期宜对症处理,如消炎、止血等,只有在分娩后仍不消退时,才考虑行手术治疗。

十四、纤维瘤

(一)概述

纤维瘤系起源于骨膜、黏膜或牙周膜的纤维结缔组织的良性肿瘤,常与慢性刺激有关。可发生于颌面、颈部任何位置,多见于口腔黏膜。临床上常表现为缓慢生长的无痛性肿块,一般较少伴发其他临床症状。

(二)临床表现

(1)发生于面部皮下者,呈无痛性缓慢生长肿块,边界清,质地较硬,大小不等,表面光滑。

(2)发生于口腔内者,常见于牙槽突、硬腭、舌及口底部。呈圆球状突出于口腔内,有蒂或无蒂。直径多2~3 cm,边界清晰,表面光滑。覆以正常黏膜,发生

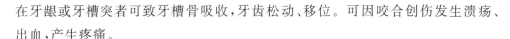

在牙龈或牙槽突者可致牙槽骨吸收,牙齿松动、移位。可因咬合创伤发生溃疡、出血,产生疼痛。

(3)口腔颌面部纤维瘤如处理不当,极易复发;多次复发或受慢性刺激后,可发生恶变。

(三)诊断

(1)可发生于口腔颌面部软组织或硬组织(牙槽、硬腭)浅面,表面覆以正常黏膜。

(2)生长缓慢,多无症状,质地较硬。

(3)呈圆形突起,边界清楚。位于软组织者可活动;位于硬组织浅面者多较固定。

(四)治疗

手术切除。切除边缘宜稍宽,位于牙槽突者应拔除有关牙及刮除牙周膜及骨膜。由于纤维瘤与低度恶性的纤维肉瘤在临床上很难区分,故术中最好能行冷冻切片检查,以排除纤维肉瘤。

十五、纤维组织细胞瘤

(一)概述

纤维组织细胞瘤系起源于组织细胞的肿瘤。肿瘤生长具有中等浸润性,大多为良性,少数为恶性。其同义名甚多,有皮肤纤维瘤、硬化性血管瘤、表皮下结节性纤维增生、皮肤组织细胞瘤、黄色瘤等。

(二)临床表现

(1)临床大多数为良性,少数为恶性。临床表现为圆形或卵圆形肿块,边界清楚,大小不等,小者仅约厘米,大者可达十余厘米,质地中等,与邻近组织无粘连,可活动,无触压痛,可伴有疼痛。良性生长较慢,恶性生长较快,并可向肺和区域性淋巴结转移。

(2)可发生于头颈部任何部位,包括颌骨、颞骨及颅底等骨组织。发生于颌骨内者,表现为颌骨局限性膨隆,多单发,偶可双侧多发或双侧单发,病变区内牙齿可有松动、移位,表面黏膜无异常,多数伴有疼痛和牙痛;肿物缓慢长大可破坏局部颌骨骨皮质,从颌骨内穿出侵入邻近软组织,致面部畸形、咬合关系紊乱。

(3)临床无特征性表现,确诊需靠病理诊断。

(4)恶性纤维组织细胞瘤可同时伴发白血病及组织细胞增生症,此时可同时出现白血病及组织细胞增生症表现。

(三)诊断

临床表现为圆形或卵圆形肿块。良性生长较慢;恶性生长较快,可向肺及区域淋巴结转移。由于无特征性表现,确诊需靠病理诊断。

(四)治疗

1.良性纤维组织细胞瘤

应彻底切除;如手术不彻底,极易复发。发生于颌骨者需行部分乃至一侧颌骨切除。

2.恶性纤维组织细胞瘤

亦以根治性切除为主。由于复发及转移率高,可辅助化疗及放射治疗。

十六、脂肪瘤

(一)概述

脂肪瘤是由成熟白色脂肪细胞瘤构成的良性肿瘤,是成年人中最为常见的间叶源性软组织肿瘤。可发生于全身任何部位(躯干、头颈和四肢较为常见),但较少见于口腔颌面部。脂肪瘤生长缓慢,质地软,边界不清晰。发生于口腔时,以颊部多见。

(二)临床表现

(1)脂肪瘤可发生于各个年龄段,但以 30～50 岁为发病高峰,男性较女性多见。一般生长缓慢,无自觉症状。

(2)口腔颌面部多见于颊部、腮腺与口底,也可发生于颜面部的颧部、鼻唇沟及下颌下,偶有发生于下颌骨内。

(3)肿块边界尚清,质地柔软,有时有分叶呈假波动感,与皮肤无粘连,肿块大小不随体位改变而变化,也无压缩性。其表面的皮肤、黏膜常无异常,在口腔内侧肿物表面的黏膜可变得粗糙肥厚。位于黏膜者可呈泛黄色,穿刺抽吸为实质性,偶可抽出脂滴。

(三)诊断

(1)病程较长,生长缓慢。

(2)边界不清楚,触诊柔软,有时有分叶及假波动感。

(3)穿刺无抽出物,可与囊肿、血管瘤等相鉴别。

(4)CT 值范围一般在 -20～-100,病变边界清晰。MRI 影像显示 T_1 加权

像和 T_2 加权像上均呈高信号表现。

（5）发生于舌下、口底和下颌下的脂肪瘤应与皮样、表皮样囊肿相鉴别,发生于腮腺区的脂肪瘤易误诊为腮腺混合瘤。

(四)治疗

手术切除,较少复发。对于先天性浸润型脂肪增生症的治疗,手术应彻底,否则易复发。多次复发,偶可恶变为脂肪肉瘤。

十七、牙瘤

(一)概述

牙瘤是颌骨内较少见的牙源性肿瘤,是牙源性上皮和间叶成分同时增生产生的错构瘤。根据组织结构的不同,可分为混合性牙瘤和组合性牙瘤两类,但其临床表现基本相同。

(二)临床表现

（1）多见于年轻人,女性多于男性,男女之比约为1∶2。

（2）肿瘤初起时无任何自觉症状,生长缓慢有自限性。肿瘤长大后,可引起骨质膨隆,或因压迫神经产生疼痛、麻木等症状后才被发现。

（3）肿瘤部位常有乳牙滞留或缺牙现象。混合性牙瘤常见于下颌前磨牙区和磨牙区;组合性牙瘤则多见于前牙区。

(三)诊断

（1）缓慢长大的无痛性颌骨膨隆,常伴病损区乳牙滞留或缺牙。

（2）X线片见混合性牙瘤呈圆形或椭圆形,透射度似牙组织的阻射团影像;而组合性牙瘤有很多大小、形状不同,类似发育不全的牙影像。两种类型在病损外周均可见一条清晰的阴影,系牙瘤之包膜。

(四)治疗

（1）口内途径:在肿瘤边界循外侧翻起唇颊侧牙龈黏骨膜瓣,去除骨外板,将肿瘤与其周纤维包膜一并刮除。

（2）若牙瘤区牙需拔除,亦可扩大牙槽窝入路摘除牙瘤。

十八、牙本质瘤

(一)概述

牙本质瘤为罕见的牙源性肿瘤。

(二)临床表现

(1)肿瘤好发于下颌骨的磨牙区,常伴未萌出的磨牙。

(2)肿瘤生长缓慢,无自觉症状。晚期可出现颌骨膨大,间有轻微疼痛。多数在检查缺失牙列或其他牙体疾病拍 X 线片时偶然发现。

(三)诊断

(1)早期多数无自觉症状,仅在检查缺失牙列或其他牙体疾病拍 X 线片时偶然发现。当肿瘤长大致颌骨膨隆时方引起注意。

(2)X 线表现为一个或数个阻射团块,周围为透射影环绕,常位于未萌出牙的牙冠之上。

(四)治疗

牙本质瘤有被膜,属良性,完整切除后不易复发。

十九、牙骨质瘤

(一)概述

牙骨质瘤来源于牙胚的牙囊或牙周膜,有学者认为其发生的原因与内分泌和局部炎症刺激有关。

(二)临床表现

(1)见于青年,女性较多。常见于下颌切牙和磨牙区。

(2)肿瘤生长缓慢,一般无自觉症状。当肿瘤增大时,可发生牙槽骨膨胀,或在出现神经症状、继发感染、进行 X 线检查或拔牙时被发现。

(3)有家族史(常为常染色体显性遗传)的牙骨质瘤,多呈对称性生长,称为家族性多发性牙骨质瘤。较大者可引起颌骨膨隆,故亦称为巨大型牙骨质瘤。

(三)诊断

(1)无症状性牙槽骨区域性膨大,黏膜质地正常无疼痛。

(2)受累牙有活力,可与其他根尖病变鉴别。

(3)X 线片显示根尖周围有不透光阴影,与牙根紧贴,可单发,也可多发,巨大牙骨质瘤可致患牙或相邻牙移位。

(四)治疗

(1)牙骨质瘤若无临床症状者可不予处理。

(2)出现症状或患牙发生病变,瘤体小者常可通过拔牙摘除;大者则可由口内途径做切口连同患牙一并摘除。

(3)巨大性牙骨质瘤可考虑口外入路,甚至行颌骨部分切除术。

二十、成牙骨质细胞瘤

(一)概述

成牙骨质细胞瘤为成牙骨质细胞源性良性肿瘤,临床很少见。

(二)临床表现

(1)肿瘤多发生在年轻人,肿块大小不等,病程长短不一。

(2)肿瘤生长缓慢,多发于下颌骨前磨牙和磨牙的牙根部,并与牙根融合。患区可见牙移位、松动,甚至脱落。

(三)诊断

(1)无痛性颌骨膨隆。

(2)发生于下颌骨前磨牙和磨牙的牙根部,患区可见牙移位、松动,甚至脱落。

(3)X线片见颌骨中间有一包绕磨牙或前磨牙的不透光区,肿瘤与正常骨组织间有一狭窄的透光带,或与牙根融合,密度增加但不均匀,边界清楚。

(四)治疗

本病为良性肿瘤,小范围者可在口内手术,连同牙一并摘除;范围大者可考虑截骨术,术后不易复发。

二十一、化牙骨质纤维瘤

(一)概述

化牙骨质纤维瘤是颌骨中心性良性肿瘤,与牙根尖无关。

(二)临床表现

(1)可发生在任何年龄,但多发生于中年人,女性多于男性。

(2)肿瘤可侵犯上、下颌骨,但以下颌骨的磨牙区多见。

(3)肿瘤生长缓慢,一般体积较小,但亦有颌骨膨隆变形明显者。

(三)诊断

(1)无痛性颌骨膨隆,以下颌骨的磨牙区多见。

(2)X线片见肿瘤呈界限清楚的囊状透光区,其中含有多少不一的不透光致密物质。皮质骨受压变薄,甚至发生吸收现象。牙根受肿瘤压迫移位可见吸收。

(四)治疗

本瘤为良性肿瘤,彻底摘除肿瘤不易复发,可做局部单纯性摘除。

二十二、成釉细胞瘤

(一)概述

成釉细胞瘤可来源于成釉器或牙板的残余上皮,牙周组织中的上皮剩余或牙源性角化囊肿、含牙囊肿。颌骨成釉细胞瘤占牙源性肿瘤的60%以上。

(二)临床表现

(1)多发生于20~50岁的青壮年,男女无明显差异。

(2)有80%~90%的肿瘤发生在下颌骨,其中以发生在下颌体和下颌支的交界处最为多见,其次为下颌体与颏部同时受累,少数发生于上颌骨,约占10%。

(3)肿瘤生长缓慢,初期无自觉症状,逐渐发展使颌骨膨大,后期可导致面部明显畸形。

(4)肿瘤不断增大时可引起相应功能障碍,如牙松动脱落、患侧下唇麻木感、咬合错乱、病理性骨折等。巨大的肿瘤甚至可发生吞咽、咀嚼、语言和呼吸障碍。

(5)肿瘤较大骨壁变薄时,触诊可有乒乓球样弹性感。

(6)X线片见大小不一的多房型X线透光区,分隔彼此交错,牙槽间隔骨吸收等为典型的成釉细胞瘤特征。牙根可呈锯齿状或截根状吸收。

(三)诊断

(1)根据病史、临床表现、X线片特点及穿刺检查,即可做出初步诊断。

(2)穿刺液检查:一般成釉细胞瘤的囊液呈黄褐色,无脱落的上皮细胞,此点可与含牙囊肿、根尖周囊肿或角化囊肿鉴别。

(3)确诊依靠病理组织检查。

(四)治疗

(1)一般应自肿瘤边缘最少0.5 cm处做整块截骨术,对发生在下颌骨者截骨后可及时植骨修复缺损,以维持外形和功能。

(2)下颌骨成釉细胞瘤范围较小,下颌骨体部下缘可保留1.5 cm以上者,可选择做方块切除以保存下颌骨的连续性。

(3)下颌骨单囊性或壁性成釉细胞瘤可考虑做保守性的摘除术或者开窗减压术,并定期复查。

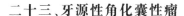

二十三、牙源性角化囊性瘤

(一)概述

牙源性角化囊性瘤是2005年WHO分类中新提出的名词,和传统名称牙源性角化囊肿描述的是同一病变,指的是发生在颌骨内的单囊或多囊的良性牙源性肿瘤;被覆不全角化的复层鳞状上皮衬里,具有潜在的侵袭性及浸润型生长的生物学行为。1992年的WHO分类中将牙源性角化囊肿归为牙源性囊肿,强调了病变的囊性特征;而2005年新版WHO分类中的牙源性角化囊性瘤则更能准确地反映病变侵袭和浸润的肿瘤特性,并将之归类为牙源性良性肿瘤。同义词包括牙源性角化囊肿和始基囊肿。

(二)临床表现

(1)可发生在任何年龄,发病高峰期为10~30岁,也有学者认为50岁左右是另一个高峰期。男性多于女性,多发生在下颌骨,占65%~83%,约50%最初发生在下颌角部位,并向前沿下颌体或向后上沿下颌升支扩展。

(2)临床上分为3种类型。①散发型:单独发生,不伴痣样基底细胞癌综合征;②多发型:伴有痣样基底细胞癌综合征;③牙源性正角化囊肿。

(3)患者早期无自觉症状,随着病变的增大,可表现为颌骨膨隆、肿胀及牙齿松动,伴发感染时有疼痛和溢脓。有发生恶变的可能。

(4)痣样基底细胞癌综合征:包括颌骨多发性牙源性角化囊性瘤,皮肤的基底细胞痣或基底细胞癌,多种骨骼异常,面、颈及躯干等部位小而平的肉色或棕色丘疹。骨骼异常以分叉肋最为常见,其他还包括肋骨发育不全、肋骨畸形和肋骨融合,脊柱弯曲、融合和椎体及附件畸形,多指、趾,眶距变短或增宽,蝶鞍韧带、脑镰或其他脑膜钙化等。

(三)诊断

(1)无痛性颌骨膨隆。

(2)病变沿颌骨长轴生长、颌骨自身膨隆不明显,多房型的分房差异不显著,较少引起牙槽骨和牙根的吸收。

(3)最终确诊依靠病理组织检查。

(四)治疗

以手术为首选,根据病变的部位和范围、患者年龄和身体情况可选择不同的手术方法,主要包括肿物摘除或刮除术、开窗减压术、负压吸引术及扩大切除术等。

二十四、成釉细胞纤维瘤

(一)概述

成釉细胞纤维瘤是一种真性混合性牙源性肿瘤,由牙源性上皮和间叶成分组成,但无釉质和牙本质形成,此瘤少见。

(二)临床表现

(1)多见于年轻患者,约 40% 发生于 10 岁以下者,男性多于女性(2:1)。90% 病变发生在下颌骨,其中以下颌骨磨牙区多见,肿瘤往往伴有牙阻生。

(2)肿瘤生长缓慢,一般无症状,颌骨因肿瘤生长而膨隆,后期可使牙移位。少数伴有疼痛或下唇麻木症状。

(3)X 线显示出单房和多房性阴影区域及颌骨皮质骨膨隆,病变区有未萌出的牙。单房型与多房成釉细胞瘤相似,多房型也可出现病变区牙根吸收。

(三)诊断

(1)临床多见于青少年患者,颌骨尤其是下颌骨无症状性渐进性膨大。

(2)X 线表现:单囊或多囊性界清透射区。

(3)病理组织检查确诊。

(四)治疗

成釉细胞纤维瘤虽属良性,但可转变成为成釉细胞瘤或恶变为成釉细胞纤维肉瘤,刮治术后易复发,一般采用肿瘤边界外的彻底切除术。

二十五、牙源性腺样瘤

(一)概述

牙源性腺样瘤据统计占牙源性肿瘤的 4.2%,系来源于成釉器、缩余釉上皮或口腔黏膜的牙源性肿瘤。

(二)临床表现

(1)肿瘤多见于 20 岁以下患者,平均年龄为 16 岁,女性多见。上下颌骨均可发生,但以上颌骨多见,上下颌骨发生的比例约为 2:1,上颌骨以尖牙和第一前磨牙区多见。

(2)肿瘤生长缓慢,一般瘤体较小,无任何自觉症状,常见于上颌骨前份无疼痛性缓慢膨大,引起面部畸形。

(3)扪诊为骨样硬度,可有乒乓球样感,有时部分区域有囊性感。病变区可出现牙移位或松动。

(三)诊断

(1)无痛性颌骨膨隆。

(2)X线片可见单房性的阴影,界限清晰,无囊壁边缘局部硬化现象,常伴有埋伏牙及散在的粟粒状钙化点。牙根发生压迫,呈斜面状吸收,应与成釉细胞瘤和含牙囊肿鉴别。

(3)最终确诊依靠病理组织检查。

(四)治疗

本瘤为良性肿瘤,肿瘤全部切除后很少复发。对肿瘤体积不大者,可从口内切除肿瘤。

二十六、牙源性钙化上皮瘤

(一)概述

牙源性钙化上皮瘤系来源于成釉器中层细胞的牙源性肿瘤。以往单将牙源性钙化上皮瘤归属于成釉细胞瘤或牙瘤的一型,直至1956年Pindborg首次将其作为一种独立的病理类型的牙源性肿瘤,亦称Pindborg肿瘤。此瘤少见,是一种具有局部侵袭性的肿瘤。

(二)临床表现

(1)多发生于40岁左右的青壮年,无性别差异,2/3的肿瘤发生在下颌骨,在下颌骨中又以前磨牙和磨牙区多见,病变往往含有埋伏牙。罕见发生于颌骨外的黏膜中。

(2)患者无自觉症状,仅见颌骨逐渐膨隆,导致面部畸形。随着骨质变薄扪之有乒乓球样感,病变区可出现牙松动、移位或缺失。骨外病变有牙龈肿胀、质硬、不活动,表面黏膜可出现溃疡。

(三)诊断

(1)无痛性颌骨膨隆。

(2)X线片可见颌骨内有一界限清楚的阴影,其中散在大小不等的不规则钙化点。阴影可为单房,亦可为蜂窝状,大多有埋伏牙。

(3)最终确诊依靠病理组织检查。

（四）治疗

手术不彻底容易复发。应根据肿瘤范围，做瘤外正常骨组织内整块切除；发生于下颌骨范围较大者，应行下颌骨节段截骨术。

二十七、牙源性钙化囊肿

（一）概述

牙源性钙化囊肿为一种少见的牙源性肿瘤，颌骨内者由发育中的牙和埋伏牙的缩余釉上皮发生而来，颌骨外者来源于牙龈或牙周组织的上皮剩余。本病同时具有囊肿和新生物的特点。

（二）临床表现

（1）好发于 20～30 岁，无性别差异，75％发生于颌骨内，少数位于牙列区软组织。

（2）下颌比上颌多见，常发生于磨牙及前磨牙区。少部分可发生于前牙区。

（3）肿物在临床中无特殊的主观症状，呈缓慢性生长，可见颌面部肿胀，骨壁有吸收时可触及乒乓球样感。有的呈囊性感，患区牙可松动。

（三）诊断

（1）临床表现为无症状渐进性颌骨区域性膨隆。

（2）X 线片可见囊性透光区，边界清楚，呈单房或多房，多房者均呈蜂窝状，囊内有钙化点或不规则的钙化团块，约 23.6％含有埋伏牙，约 11％的病变伴有牙瘤形成。

（四）治疗

囊肿有完整包膜，手术完整摘除不易复发。但因其被膜内可有子囊的上皮团，切除不彻底者也可致复发，甚至癌变，术中应予注意。

二十八、牙源性黏液瘤

（一）概述

发生在颌骨内的黏液瘤因有少量散在的牙源性上皮条索，或似牙骨质小体的团状钙化物，称为牙源性黏液瘤。肿瘤虽属良性，但常无包膜，具有局部侵袭性。组织学证实肿瘤可能来自牙胚中的牙乳头或牙周膜，肿瘤常伴有缺牙或牙发育异常。

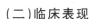

(二)临床表现

(1)多见于年轻人,性别无明显差异,上下颌骨内均可发生,但以下颌骨为多,多发生于磨牙或前磨牙区。

(2)无自觉症状,生长缓慢。当肿瘤扩展累及牙根时,相应的牙可有移位、松动,甚至脱落。侵犯下颌神经管时可表现为下唇麻木,发生于上颌骨者可累及上颌窦而出现相应症状。

(3)常见先天性牙缺失,颌骨可逐渐膨隆,表面光滑,呈结节状,一般质硬无压痛,穿破骨皮质后可浸润至颌骨周围的软组织中,扪之有柔软感。

(三)诊断

(1)临床表现。

(2)X线片中见肿瘤界限清楚的透光区,呈单个或蜂窝状和泡沫状阴影,大小不等,边缘多不整齐,有纤细分隔条纹穿过密度减低的区域,条纹为直线或弯曲形,使透光区呈圆形、长方形或三角形。肿瘤长大可穿破骨皮质。病变部位的牙根呈扇形分离,可有牙根侵蚀吸收,肿瘤内可有埋伏牙存在。

(四)治疗

由于牙源性黏液瘤无完整的包膜,并具有局部浸润生长的特点,因此应根据不同的发病部位,在距肿瘤边缘 0.5～1 cm 处,施行各种类型的截骨术。下颌骨做节段切除后,可立即植骨。

二十九、外生骨疣

(一)概述

外生骨疣发生于颌骨者亦称颌骨隆突,系颌骨局限性的发育畸形。

(二)临床表现

(1)颌骨表面无痛性隆起,常为患者无意中或行义齿修复前检查时被发现。

(2)主要位于硬腭中部及下颌前磨牙舌侧,前者称为腭隆突,后者称为下颌隆突。

(3)检查可见表面黏膜光滑、色泽正常,质硬,无明显压痛。

(三)诊断

X线片或 CT 片可发现局部骨密质隆起,骨松质骨小梁正常。借此可与颌骨囊肿鉴别。

(四)治疗

一般无须处理,如妨碍义齿修复,可行局部修整术。

三十、骨瘤

(一)概述

骨瘤为起源于成骨细胞的良性肿瘤。

(二)临床表现

(1)多见于成年。可发生于骨内(中央型),亦可发生于骨表面(周围型)。

(2)骨瘤好发于颅骨,也可发生于上下颌骨。

(3)生长缓慢,周界清晰,扪诊质硬,可引起面部畸形,发生在额骨及眶骨的骨瘤可压迫视神经。

(三)诊断

(1)X线片见一个比正常骨组织密度还要高的团状钙化影,周界清晰。对于范围较大或与颅脑关系密切的骨瘤,CT检查以进一步了解病变范围及与周围重要结构的关系。

(2)骨瘤一般不恶变,但可多发。多发者常有遗传倾向;多发性骨瘤伴大肠息肉、牙瘤及皮肤表皮样囊肿者称为 Gardner 综合征。此种病例的大肠息肉具有恶变倾向。

(四)治疗

一般可予以完整摘除。额骨骨瘤向颅前窝发展时,完全切除有一定困难。当视神经有压迫症状时,应与神经外科、眼科合作行颅骨部分切除术,达到减压目的。对于多发性骨瘤伴有表皮样囊肿者,应定期检查直肠,排除多发性肠息肉及癌变,并应及时处理。

三十一、软骨瘤

(一)概述

软骨瘤来自中胚叶间叶组织,其发生与胚胎时期梅克尔(Meckel)软骨的形成与遗留有一定关系。

(二)临床表现

(1)发生于下颌骨者多在颞下颌关节区,亦可见于下颌体及正中联合处。发生于上颌骨者,多见于前牙槽区及腭部。发生于骨外者,常见于颞下窝和舌体。

可单发,也可多发;多发性骨内软骨瘤也称 Ollier 病。

(2)肿瘤呈中等硬度,界限清楚,可导致面部畸形。

(三)诊断

(1)多见于青年。

(2)X 线片可见骨质膨胀和吸收的透光影,或见钙化。

(3)由于缺乏典型症状,常在病理组织检查后才能确诊。

(四)治疗

手术切除。由于软骨瘤有局部浸润及易复发、恶变的特点,手术应彻底将病变受累牙一并切除,而不采用摘除术。

三十二、牙龈癌

(一)概述

牙龈癌是口腔癌中较多见者,主要为鳞状细胞癌。

(二)临床表现

(1)肿瘤位于牙龈部,临床可表现为溃疡或乳头状突起。

(2)牙早期松动、移位,甚至脱落。

(3)可有白斑或不良修复体,或同时存在。

(三)诊断

(1)早期牙龈癌易与慢性炎症混淆,可借 X 线、CT 或活体组织检查相鉴别。

(2)对上颌牙龈癌,应注意是否已与上颌窦相通。

(3)晚期上颌牙龈癌应与原发性上颌窦癌相鉴别。

(4)注意检查淋巴结的个数、大小及性质。

(5)活体组织检查以确定肿瘤的病理性质。

(四)治疗

手术治疗为主。上颌牙龈癌未侵犯上颌窦时,行上颌骨部分切除术;如已侵犯上颌窦黏膜时,酌情行上颌骨次全及全切除术。下颌牙龈癌患者 X 线片无骨质破坏时行下颌骨方块切除术;如果 X 线片显示牙槽骨被破坏时,应行下颌骨节段性切除术。未分化癌可考虑先应用放射治疗。上颌牙龈癌有颈淋巴结转移者,应同期施行手术治疗;下颌牙龈癌多同时行选择性颈淋巴结清扫术。

三十三、舌癌

(一)概述

舌癌系指舌体(舌前 2/3)癌而言,以鳞状细胞癌最多见,好发于舌侧缘中 1/3 部位。

(二)临床表现

(1)好发于舌侧缘中 1/3 部位,局部有溃疡或浸润块,常有明显自发痛及触痛,且可反射至耳颞部。

(2)肿瘤广泛浸润时,可波及舌及舌下神经和舌外肌群,导致舌感觉麻木与运动障碍。

(三)诊断

(1)肿瘤相应部位常有慢性刺激因素存在,如残根或锐利牙尖等;也可有白斑等癌前病损。

(2)位于舌中、后部者常早期出现颈淋巴结转移,以颈深淋巴结上群、下颌角水平二腹肌之下的淋巴结最为多见;亦可呈跳跃式或直接(原发灶位于舌尖时)转移至颈深淋巴结中群的肩胛舌骨肌淋巴结。

(3)活体组织检查可明确肿瘤的病理性质。

(4)MRI、CT 检查可明确肿瘤的浸润范围。

(四)治疗

(1)对溃疡范围局限、表浅、浸润较小并发生在舌前、中 1/3 区域的原发灶患者可用冷冻治疗、激光治疗、间质内放射治疗或手术切除;晚期病例,则应以手术治疗为主,辅以术前化疗和术后放射治疗。

(2)根据不同情况,颈部淋巴结可予以观察,或行治疗性或区域性清扫术。

(3)对放射治疗不敏感或其他原因不宜做放射治疗者,原则上应行根治性切除术。

(4)舌缺损 1/2 以上者,有条件时应行组织移植舌成形术。

(5)过中线的晚期舌癌,根据不同情况可行双侧颈淋巴结清扫术,或患侧根治性、对侧功能性颈淋巴结清扫术。

三十四、口底癌

(一)概述

口底癌指发生于口底黏膜的癌,不如舌癌多见,病理类型主要为鳞状细胞癌。

(二)临床表现

(1)多发生于舌系带两侧,有溃疡或浸润块。

(2)早期侵犯牙槽骨而伴有牙松动。

(3)易向上侵犯舌体,致舌活动受限。

(三)诊断

(1)应常规拍摄 X 线片和行 CT 或 MRI 检查。

(2)常常出现双侧颈淋巴结转移。位于前口底者常先转移至颏下淋巴结,继而是下颌下淋巴结、颈深淋巴结。

(3)早期口底癌应与创伤性溃疡相鉴别。

(4)活体组织检查可明确肿瘤的病理性质。

(四)治疗

(1)口底癌应行扩大切除术治疗。

(2)颈部淋巴结有转移者,应做双侧颈淋巴清扫术或一侧功能性颈淋巴结清扫术。

(3)颈部淋巴结临床未证实转移者,原则上亦应考虑选择性肩胛舌骨上或功能性颈淋巴结清扫术。

(4)有条件者应同期行整复手术修复口底,以保障舌的功能。

三十五、唇癌

(一)概述

唇癌指唇红黏膜发生的癌,主要为鳞状细胞癌。发生于唇部皮肤者应归入皮肤癌。

(二)临床表现

(1)多见于户外工作者(农民、渔民等),且常有吸烟史。

(2)下唇中线与口角连线的中点为好发部位。

(3)临床以乳头状型及溃疡型多见,同时可有白斑存在。

(三)诊断

(1)唇癌应与维生素缺乏性唇炎、盘状红斑狼疮及乳头状瘤等相鉴别。

(2)活体组织检查明确肿瘤的病理性质。

（四）治疗

（1）范围局限、浸润较小之原发灶可用手术切除或热疗加化疗或冷冻治疗；范围较大者应以手术切除为主。

（2）颈淋巴结临床未证实转移者，可行选择性肩胛舌骨上淋巴结清扫术或严密观察；已证实有转移者，应行根治性颈淋巴结清扫术。

（3）唇缺损过多时应用邻近组织或游离组织瓣行一期整复。

三十六、颊黏膜癌

（一）概述

颊黏膜癌以鳞状细胞癌最多，腺癌次之。

（二）临床表现

颊黏膜有糜烂、溃疡或肿块。可同时伴有白斑或扁平苔藓，或相应部位存在慢性刺激因素，如残根、不良修复体等。

（三）诊断

（1）晚期侵犯颊肌、颌骨或皮肤时可致张口受限，应行 CT 和（或）MRI 检查。

（2）溃疡型者应与糜烂型扁平苔藓相鉴别。

（3）活体组织检查可明确肿瘤的病理性质。

（四）治疗

（1）除局限性、浸润范围小的原发灶可考虑用冷冻治疗外，均应以手术治疗为主，术前可辅以化疗。也可考虑同时行选择性颈淋巴结清扫术。

（2）颈部转移灶应以手术治疗为主。术后可考虑辅以放射治疗。

（3）无论黏膜缺损或全层洞穿性缺损，都应考虑同期行整复手术，以免张口受限。

三十七、腭癌

（一）概述

腭癌系指硬腭发生的癌肿，可为鳞癌或腺癌。

（二）临床表现

硬腭有肿块或溃疡，可伴有白斑。腺癌主要表现为肿块或在肿块的基础上发生溃疡；鳞癌则主要表现为外翻的菜花状溃疡。

(三)诊断

(1)硬腭癌晚期拍摄普通 X 线片和 CT 片可见腭骨及上颌骨破坏;侵犯上颌窦时可出现上颌窦癌症状。

(2)活体组织检查可明确肿瘤的性质。

(四)治疗

(1)硬腭癌一般以手术治疗为主。

(2)颈淋巴结已证实有转移者,应行颈淋巴结治疗性清扫术。未证实转移者,可严密观察。

(3)硬腭术后缺损应戴修复体或行腭成形术,以最大限度地恢复功能。

三十八、上颌窦癌

(一)概述

上颌窦癌以鳞状细胞癌最多,少数为腺癌或肉瘤。

(二)临床表现

临床除局部表现为恶性肿瘤外,常根据不同原发部位而先后出现不同症状。

1.内下部

先出现口腔及鼻部症状,如牙痛,牙移位、松动、脱落;鼻阻塞、溢液,鼻出血等。

2.外下部

先出现口腔及面颊部症状,如颊部麻木、肿胀等。

3.内上部

先出现鼻部及眼部症状,如溢泪、复视等。

4.外上部

先出现面颊及眼部症状。

5.后深部

先出现张口受限或神经症状,如头痛、面痛、麻木感、异物感等。

(三)诊断

(1)X 线片、CT 检查均可见上颌窦有不规则的骨质破坏。为明确确切的破坏范围与程度,要特别显示颅底及眼眶的侵犯情况。

(2)早期上颌窦肿瘤的诊断比较困难,有怀疑且影像学检查不能确诊时可行活体组织检查或探查术。

（3）已穿出骨壁，肿瘤暴露者，可行活体组织检查以明确肿瘤的病理性质。

（四）治疗

（1）原发灶应考虑以手术为主的综合治疗。

（2）临床证实有转移者，应行颈淋巴结清扫术；未证实转移者，可严密观察或行选择性颈淋巴结清扫术。

（3）上颌骨缺损一般以赝复体修复，对于较大缺损可考虑进行同期或二期修复重建术。

（4）上颌窦癌累及眶板原则上行上颌骨全切术加眶内容物清扫术，侵及颅底可争取行颅颌面联合根治术。

三十九、口咽癌

（一）概述

口咽癌包括原发于口咽侧方及后方的咽壁、扁桃体、舌根及软腭等部位黏膜的原发性癌瘤。口咽癌的病理类型较为复杂，其中以咽环发生的恶性淋巴瘤最多；在上皮癌中主要是低分化、未分化癌或鳞癌；腺源性上皮癌最少。

（二）临床表现

（1）临床局部检查时可见肿块型多为腺上皮癌，或恶性淋巴瘤；而溃疡型多为鳞癌或未分化癌。

（2）口咽癌早期多无自觉症状，但根据不同的原发部位可出现以下一些特有的症状：原发于咽侧壁的癌瘤可出现反射性耳内痛及耳聋、耳鸣等咽鼓管阻塞症状；原发于舌根的癌瘤可出现反射性耳颞部疼痛，讲话时可有"含橄榄"音。

（3）口咽癌晚期常向咽旁间隙、舌体、口底及会厌等邻近区域侵犯。

（4）口咽癌的颈部淋巴结转移率甚高，有时患者来就诊是因颈上部或下颌下区出现肿块，经检查后才发现原发病灶。

（三）诊断

（1）除舌根癌外，一般都能通过视诊及触诊给予诊断。CT 和（或）MRI 检查应作为常规检查。

（2）口咽癌常需与舌根淋巴组织增生、慢性扁桃体炎及甲状舌管囊肿等相鉴别。

（3）活体组织检查（钳取或术中冷冻活体组织检查）已成为确诊的重要手段。

（四）治疗

（1）恶性淋巴瘤是放射治疗的绝对适应证；其次，对低分化或未分化癌可考虑放射治疗。对于扁桃体鳞癌也可考虑先用放射治疗，如放射治疗不能控制则采用外科治疗。

（2）对软腭、舌根癌，腺源性上皮癌应考虑以手术为主的综合治疗。

（3）口咽癌的颈部淋巴结转移率甚高，一般应与原发癌根治术同期行颈淋巴结清扫术。

（4）为了减少术后复发，口咽癌术后建议加用放射治疗。

四十、皮肤及附件癌

（一）概述

皮肤及附件癌可分为皮肤癌、汗腺癌及皮脂腺癌。皮肤癌以基底细胞癌最多见，鳞癌次之。

（二）临床表现

1.皮肤癌

（1）好发于鼻侧、额、眶下区及颞部。

（2）一般分为溃疡型与乳头状型两类。常伴有癌前病变，如老年疣、角化、白斑等。

2.汗腺癌

（1）可发生于面部任何部位，但以眼睑、头皮等处好发。

（2）肿物呈实质外突性肿块，皮肤发红或呈紫色，偶可破溃后呈菜花状，有时肿块部分可呈囊性。

3.皮脂腺癌

（1）多见于成人，好发于眼睑、鼻等处。

（2）与表皮粘连甚紧，皮色发红，破溃后呈菜花样外翻。淋巴结转移不多见。

（三）诊断

1.皮肤癌

（1）多为户外工作者和老年者。

（2）疑有骨质破坏时，应行X线片检查。

（3）色素性基底细胞癌易与恶性黑色素瘤混淆，应注意鉴别，后者生长快，常有卫星结节。

（4）一般可行切除活体组织检查，必要时可先行活体组织检查。如临床考虑是恶性黑色素瘤可行冷冻后活体组织检查。

2.汗腺癌

病理检查确诊,应排除转移性腺癌的可能。

3.皮脂腺癌

病理检查确诊。

(四)治疗

1.皮肤癌

(1)手术治疗:一般为治疗的首选,切除后可同时行整复手术。

(2)放射治疗:适用于手术前或手术有困难者。

(3)化学药物、免疫及冷冻治疗:适用于小型、多发性肿瘤。

(4)热疗加化疗:适用于小型或多发性肿瘤。

2.汗腺癌

手术广泛切除原发灶,并行选择性颈淋巴结清扫术。

3.皮脂腺癌

局部广泛切除。临床有淋巴结转移时应行颈淋巴结清扫术。

四十一、中心性颌骨癌

(一)概述

中心性颌骨癌来源于成釉器及胚胎残留上皮细胞,可为鳞癌,亦可为腺癌。

(二)临床表现

(1)早期常出现下唇麻木、疼痛,以后出现肿块。

(2)局部有骨性膨胀,黏膜或皮肤溃疡;常见牙松动、移位及脱落,甚至伴病理性骨折。

(三)诊断

(1)X线片和CT检查显示骨质呈中心性不规则破坏吸收。

(2)如疑为中心性颌骨癌时,可拔除病变区牙齿,自牙槽窝内取组织送病理检查,以明确诊断。

(四)治疗

(1)手术治疗。下颌骨中心性癌应行下颌骨半侧或视肿瘤侵及部位行对侧颏孔、下颌角部或下颌骨全切除术;并应同时行选择性颈淋巴结清扫术。上颌骨中心性癌应行上颌骨次全或全切除术。

(2)可同期或二期行髂骨肌瓣或腓骨肌瓣修复上、下颌骨缺损。

第三节 口腔颌面部创伤

一、面部软组织创伤

面部软组织创伤包括擦伤、挫伤、刺伤、切割伤、撕裂伤及咬伤等,可发生在唇、颊、舌、腭、睑、鼻及腮腺等部位。单纯软组织伤居多,可同时伴发颌面部骨组织伤。面部为人的显露部位,此处血运丰富,组织抗感染及愈合能力强,但如果有深部骨组织腔窦创伤就极易发生感染。邻近呼吸道的创伤可引起呼吸障碍;眶下、颏部及耳前腮部软组织伤可同时发生眶下、颏及面神经损伤,还可同时发生表情肌和咬肌创伤。

(一)擦伤

1.临床表现

(1)主要在面部突出部位,如颧、鼻、额、耳及颏等处,可与挫伤同时发生。

(2)创面不规则,有点状或片状出血,表面渗血或渗液,常附有泥沙等异物。

(3)疼痛明显,常伴烧灼感。

2.诊断

(1)有与粗糙物摩擦致伤史。

(2)皮肤创伤局限在表皮或真皮内,有血及血浆、组织液渗出。

(3)疼痛。

3.治疗

(1)用生理盐水或1.5%过氧化氢溶液清洁表面。

(2)涂以消毒药物或抗生素油膏后任其暴露,多自行干燥结痂愈合。

(3)若创面感染,可用10%高渗盐水、抗生素液或0.1%依沙吖啶液湿敷,待感染控制后再暴露创面。

(二)挫伤

1.临床表现

(1)局部皮肤有瘀斑、肿胀及疼痛。

(2)组织疏松部位,如眼睑口唇等部位肿胀明显;组织致密部位疼痛较明显。

（3）同时伤及某些较深部位还可发生相应的症状：伤及颞下颌关节或咬肌时,可有张口受限或错𬌗畸形;伤及眼球时,可出现视力障碍或眼球运动受限;伤及切牙时,可出现牙及牙槽突创伤的症状。

2.诊断

（1）有钝器打击或硬物撞击史。

（2）受伤局部肿胀、皮下淤血。

（3）局部疼痛或同时有颞下颌关节、眼、牙及牙槽突相应症状。

（4）必要时可拍 X 线片,检查是否有深部骨创伤。

3.治疗。

（1）挫伤早期以局部冷敷及加压包扎为主;后期以热敷、理疗促进吸收为主。

（2）如血肿较大可在无菌条件下穿刺抽吸后加压,若血肿影响呼吸或进食也可切开后去除血凝块。

（3）应用抗生素预防感染。

（4）对颞下颌关节挫伤可采用关节减压法,即两侧磨牙间垫高并加颅颌弹性绷带,使关节减压及止痛;关节腔内渗血肿胀严重者,可穿刺抽血。

（5）对有视力障碍、牙及牙槽突创伤者,应及时行专科处理。

（三）刺伤

1.临床表现

（1）一般伤口小而伤道可以较深,也可为贯通伤。

（2）由于伤道深度及方向不同,可同时发生邻近器官的创伤,如眼、耳道、鼻腔、牙、腮腺、舌及口底等创伤。

（3）伤道疼痛,伤口可有渗血或渗液。

2.诊断

（1）有明确的尖锐物体的外伤史。

（2）可见皮肤或黏膜小伤口。

（3）局部疼痛。

（4）有条件可行 CT 或拍 X 线片或 B 超,检查是否有深部骨创伤或异物存留。

3.治疗。

（1）伤口一般开放,如有明显出血,可做填塞或压迫包扎止血。

（2）小伤口不做缝合处理;较大伤口经清创后,初期缝合放置引流。超过48 小时或污染严重者清创后应放置引流。

(3)深在的伤道应用 1.5％的过氧化氢溶液、抗生素液反复冲洗。

(4)如证实有异物存留,应予取出。如位于深部,且与重要组织有关时,应权衡利弊综合考虑。

(5)应用抗生素预防感染。

(6)常规肌内注射破伤风抗毒素 1 500 U。

(四)切割伤

1.临床表现

(1)伤口边缘整齐,多较清洁且无组织缺损。

(2)伤口深度不一,如切断血管可有不同程度的出血;如损伤面神经、舌神经、舌下神经,可出现面瘫、舌感觉或运动障碍;如腮腺受损可发生涎瘘。

(3)眼睑伤可波及眼球,出现眼相关症状。

2.诊断

(1)有刀或利刃器械致伤物外伤史。

(2)可见整齐刀割样伤口。

(3)有明显出血。

(4)有条件可行 CT 检查或拍 X 线片,确认是否有深部骨创伤。

3.治疗

(1)1.5％过氧化氢溶液、生理盐水清创,如有明显出血应电凝或结扎止血。

(2)伤后 48 小时内做初期缝合,放置引流,超过 48 小时或有感染者,清创刮除表面污秽组织直至有新鲜出血创面后做间距较大的松散缝合。

(3)全身和局部应用抗生素。

(4)肌内注射破伤风抗毒素 1 500 U。

(5)如有神经损伤者应做神经吻合;有腮腺导管断裂应力争吻合,并应内置硅胶或塑胶管引至口腔,待愈合 2 周后拔除;唾液腺腺体损伤应做缝扎,以免发生涎瘘。

(6)眼球伤者应请眼科处理。

(五)撕裂伤

1.临床表现

(1)一般创缘不整齐,撕脱创面大者多有组织缺损。

(2)皮肤撕裂常伴有肌、神经、血管及骨伤。

(3)大面积撕脱可伴失血或创伤性休克。

（4）易发生感染。

（5）如伤及面神经可致面瘫,伤及唾液腺导管可发生涎瘘。

2.诊断

（1）有强大外力损伤史。

（2）有创缘不整齐的开放性伤口。

（3）必要时可行 CT 检查或拍 X 线片,确认是否有深部骨创伤。

3.治疗

（1）1.5%过氧化氢溶液、生理盐水清创,如有明显出血应电凝或结扎止血。

（2）较大的撕脱游离组织争取保留,有条件者即可通过显微外科行再植;或将其修成全厚皮或断层皮移植。若有较大组织缺损或血管、神经及骨骼直接暴露时,也可切取带蒂或游离皮瓣移植修复。

（3）如有休克症状,应及时抗休克。

（4）应用抗生素预防感染。

（5）伴神经、唾液腺或导管损伤者处理同"切割伤"。

(六)咬伤

1.临床表现

（1）症状与裂伤大致相同,其创面均污染,易感染。

（2）可见动物或人的牙咬痕。

2.诊断。

（1）有明确的动物或人咬伤史。

（2）伤口不规则,有污染。

（3）有条件可行 CT 检查或拍 X 线片,确认是否有深部骨创伤。

3.治疗

（1）用 3%过氧化氢溶液及大量生理盐水反复冲刷。

（2）肌内注射破伤风抗毒素 1 500 U。

（3）创面可用抗生素湿敷;全身应用抗生素。

（4）伤口小可开放不缝合,用碘伏、碘仿或其他消毒抗菌纱布覆盖即可;伤口大者可做大间距缝合(勿缝合过紧),并放置引流装置。

（5）如有组织缺损可采用皮片或皮瓣修复;若污染严重可延期修复。

（6）耳郭、鼻端及舌体断裂离体者,如组织完整可试行原位再植。无再植条件的单位可将离体组织冷冻(－196 ℃)保存后转院或待伤口愈合后再延期修复。

(7)犬咬伤应注射狂犬病疫苗。

二、牙槽突骨折

(一)概述

牙槽骨骨折主要发生于前牙区,治疗以恢复牙及正常咬合关系、形态、美观和功能为原则。

(二)临床表现

(1)可有牙龈撕裂、出血及肿胀。

(2)可触及黏膜下骨台阶及咬合紊乱。

(3)也可同时有牙折。

(三)诊断

(1)数颗牙松动。

(2)可拍 X 线片确定骨折线。

(四)治疗

(1)在恢复正常咬合关系的基础上复位固定,可用医用钢丝或牙弓夹板与两端健康牙结扎固定,固定时间为 6 周。

(2)撕裂的牙龈应缝合,伴牙折者应同时行牙髓处理。

三、下颌骨骨折

(一)概述

下颌骨骨折按部位可分为颏部、体部、角部、升支部及髁突骨折;好发于正中联合、颏孔区、下颌角及髁突颈等部位;可单发、双发或粉碎性骨折;可为闭合性或开放性骨折。

(二)临床表现

(1)伤处局部肿胀、压痛,并可发生皮下淤血。

(2)有不同程度的张口受限,咬合关系错乱。

(3)面部畸形、不对称。

(4)可同时伴牙及牙槽突骨折。

(三)诊断

(1)有张口受限、张闭口运动异常、疼痛及下唇麻木等表现。

(2)骨折各段移位的状况,以及导致咬合错乱程度和状况。

（3）骨折处牙龈撕裂及出血。

（4）骨折部位触诊可有台阶状、骨擦音及假关节活动。

（5）髁突骨折可见后牙早接触、前牙开𬌗、耳前肿胀压痛及张口受限；外耳道及颅中窝骨折时，可发生耳道出血或脑脊液漏。

（6）拍 X 线片或行 CT 检查，明确骨折部位。

（四）治疗

1.治疗原则

治疗原则为复位及固定。

（1）复位是以恢复伤前咬合关系为标准。儿童因乳恒牙交替后咬合关系还可再次调整，故要求不像成人那样严格；无牙颌以恢复全口总义齿的正常咬合关系为标准。

（2）骨折线上的牙原则上应尽量保留，如明显松动、折断或严重龋坏者应拔除。

（3）骨折局部应有足够的软组织覆盖。

2.复位方法

（1）手法复位：适用于早期、单纯线形骨折。

（2）牵引复位：适用于手法复位失败的单发骨折，常用分段带钩牙弓夹板通过橡皮圈行颌间弹性牵引。

（3）手术复位：用于复杂、严重移位或开放性骨折及错位愈合的陈旧性骨折。

3.固定方法

（1）单颌牙弓夹板固定：用于无明显移位的线形骨折。

（2）颌间固定：用于骨折后咬合关系不稳定者，即在骨折复位后将上下颌牙弓夹板拴结固定。固定时间一般为 4～6 周。

（3）骨内固定：也称坚强/坚固内固定，适用于多发骨折、复杂骨折、开放性骨折或错位愈合的陈旧性骨折，按张力、压力原则应用小型接骨板、螺钉做切开复位固定。

（4）颅颌固定：用于维持稳定咬合关系的辅助固定，常用弹性绷带做颅下颌缠头固定。

4.髁突骨折

（1）髁突及其颈部骨折无明显移位及张口障碍者，用颅颌强力绷带制动 2 周即可。

（2）儿童、囊内骨折及髁突移位角度不大时宜考虑保守治疗。

（3）成人髁突囊外骨折，以及髁突骨折角度过大，甚至已突出关节窝时宜行手术治疗。

四、上颌骨骨折

（一）概述

上颌骨是面中部最大的骨骼，左右各一，两侧上颌骨在中线连接，构成鼻腔基部的梨状孔。上颌骨上方与颅骨中的额骨、颞骨、筛骨及蝶骨相连；在面部与颧骨、鼻骨、泪骨和腭骨相连，故骨折时常并发颅脑损伤和邻近颅面骨骨折。

（二）临床表现

（1）上颌骨骨折局部表现为肿痛、淤血，张口受限或张闭口运动异常等，与下颌骨骨折相似。

（2）若合并颅脑创伤，可有昏迷、喷射性呕吐及头痛史，并可有脑脊液鼻漏。

（3）眶内及眶周常伴有组织内出血水肿，形成特有的"眼镜症状"，表现为眶周瘀斑，结膜下出血或眼球移位导致复视。

（三）诊断

（1）上颌骨骨折分为 3 型：Le Fort Ⅰ 型、Le Fort Ⅱ 型和 Le Fort Ⅲ 型。

Le Fort Ⅰ 型：骨折线自梨状孔底部，牙槽突及上颌结节上方向两侧水平延伸至翼突。

Le Fort Ⅱ 型：骨折线横过鼻骨，沿眶内侧壁斜向外下到眶底，再经上颌缝到翼突，还波及筛窦、额窦及颅前窝，并可出现脑脊液鼻漏。

Le Fort Ⅲ 型：骨折线横过鼻骨，经眶尖、颧额缝向后达翼突根部，形成颅面分离，常伴有颅脑外伤，出现颅底骨折或眼球创伤等。

临床中骨折可不典型，3 型表现可互有交叉，也可同时伴有鼻骨、颧骨等骨折。

（2）可有骨块移位及咬合错乱，摇动上前牙时，上颌骨可随之活动。上颌骨常向后下移位，出现后牙早接触，前牙开𬌗，面中 1/3 变长。

（3）颅脑伤或眼球创伤均可出现瞳孔散大或失明，应加以鉴别。

（4）CT 检查可明确诊断。

（四）治疗

（1）首先抢救生命。

（2）有脑脊液鼻漏者严禁鼻腔填塞，局部及全身应用抗生素。

（3）有深部难以控制的出血者，可先行气管切开，再填塞止血。

（4）上颌骨骨折应尽早复位固定，一般不超过2周。

（5）复位固定应以恢复伤前正常咬合关系为标准，根据情况分别采用手法复位、牵引复位及切开复位；复位后可采用微型钛板固定。如采用牙弓夹板行颌间固定，一般固定需3~4周。

手法复位：用于早期病例。

颌间牵引：用于上颌骨横断骨折，需先行颅颌固定后，再行颌间弹性牵引。

颅颌牵引：骨折后上颌骨明显向后移位者，需先行复位，颅颌固定后，再行颌间牵引。

切开复位：陈旧性骨折已有纤维骨痂者，需先手术去除纤维骨痂，使骨折段复位后再行固定。如眶底骨折向下移位，导致眼球下移出现复视者，可行眶底复位或植骨来矫正。

五、颧骨、颧弓骨折

（一）概述

颧骨和颧弓是面部比较突出的部位，易受撞击而发生骨折。颧骨与上颌骨、额骨、蝶骨和颞骨相连接，故颧骨骨折常伴上颌骨骨折。颧弓较细窄，更易发生骨折。

（二）临床表现

1.颧面部塌陷

受伤当时即出现，因局部肿胀塌陷反而不明显。

2.张口受限

因骨折块阻挡喙突或压迫颞肌、咬肌而出现程度不一的张口受限，骨折轻度移位者张口可不受限。

3.复视

颧骨移位明显者，可因眼球移位、外展肌及下斜肌受损等原因而发生复视。

4.瘀斑

颧眶闭合性骨折时眶周及眼睑皮下、结膜下有出血。

5.神经症状

眶下神经受损出现眶下区麻木；面神经颧支受损则出现眼睑闭合不全。

（三）诊断

（1）有颧面部外伤史。

(2)局部压痛。

(3)局部塌陷,颧额缝、颧上颌缝及眶下缘可触及台阶。

(4)CT检查显示颧骨、颧弓骨折,颧弓轴位X线片可清楚显示颧弓骨折。

(四)治疗

(1)颧骨、颧弓骨折如移位不明显,面部无明显畸形又无张口受限及复视等功能障碍者,可不复位。凡有功能障碍或有明显畸形者均应及时复位。

(2)复位固定可根据情况选用下列方法。①巾钳、单齿拉钩牵拉法:适用于单纯颧弓线形骨折。②口内切开经喙突复位法:可用于单纯性颧骨、颧弓骨折。③颞部切开复位法:适用于单纯颧骨、颧弓骨折。④头皮冠状切口复位法:适用于错位明显或多发性骨折、陈旧性骨折。⑤眶底植骨复位法:同时有眶底骨折者应复位或植骨加以矫正。⑥神经松解:如有眶下神经受累,应及时将颧骨复位并探查、松解该神经。

六、鼻骨骨折

(一)概述

鼻骨是高突于面中部较菲薄的骨块,与周围骨骼连接较多,易遭受损伤而发生单纯骨折,或联合其他部位的骨折,如眼眶、上颌骨及额骨的骨折,且多见双侧粉碎性骨折。

(二)临床表现

(1)鼻梁塌陷:呈鞍鼻畸形或偏斜畸形。

(2)鼻腔出血:鼻骨骨折常伴有鼻腔黏膜撕裂。

(3)鼻呼吸障碍:鼻骨骨折可因骨折移位、鼻黏膜水肿、鼻中隔断裂、移位或血肿而发生鼻阻塞。

(4)鼻根及眼睑内侧淤血。

(5)脑脊液鼻漏:同时伴有筛骨骨折或颅前窝骨折时,可发生脑脊液鼻漏。

(6)X线片或CT检查可见骨折线及骨折移位。

(三)诊断

(1)有鼻部外伤史。

(2)有外鼻畸形、出血、鼻阻塞等体征。

(3)头颅X线正侧位片或CT检查即可确诊。

(四)治疗

1.闭合性骨折

(1)鼻外复位:适用于侧方移位的骨折。局麻下以双手拇指手法推移按压复位。

(2)鼻内复位:适用于内陷骨折。局麻下或鼻腔表面麻醉下用鼻骨复位钳或剥离子、长血管钳套以橡皮管插入鼻腔骨折部位,向上将骨折片抬起。

2.开放性骨折

清创同时将骨折复位,可用细的医用不锈钢丝或微型接骨板做固定。

3.陈旧性鼻骨骨折

应及早复位,因鼻部血运丰富,易错位愈合。此时如有外形或功能障碍可采用局部切口或头皮冠状切口,显露骨折处,进行复位并内固定。如鼻梁外形不满意或有骨缺损时,也可行鼻背植骨。

4.术后固定。

(1)外固定:可用印模膏做外鼻成形夹板,用胶布固定1周。

(2)内固定:可用碘仿纱条填塞鼻腔,1周后抽出。有脑脊液鼻漏者禁用。

七、全面部骨折

(一)概述

全面部骨折是指同时涉及面部多个解剖部位和相邻部位骨骼的骨折,如上、下颌骨,颧骨、颧弓,鼻眶筛等部位的骨折,甚至伴有颅底骨折,这种骨折曾称为多发性骨折,伤后早期往往症状比较重,也可以伴有脑脊液鼻漏、脑脊液耳漏等症状。该类型骨折通常多由交通事故伤造成。

(二)临床表现

(1)早期患者可伴有颅脑损伤,患者可有昏迷、嗜睡或表情淡漠等表现。

(2)全身专科处理后患者面部可有高度肿胀,出现"熊猫眼"、结膜淤血,可伴有开放性伤口及出血。

(3)肿胀消退后,面部常有塌陷、扭曲或偏斜畸形,伴有反𬌗、开𬌗等咬合紊乱及不同程度的张口受限。

(4)常有牙槽嵴骨折,牙龈撕裂。

(5)可出现眶下区皮肤感觉异常,眼球运动障碍或视力障碍。

(6)硬腭可出现创伤性腭裂,牙弓变宽。

(7)可伴有鼻泪管断裂,导致溢泪。

(8)伴有颅底骨折时常出现脑脊液耳漏或脑脊液鼻漏。

(三)诊断

(1)有明确的外伤史,如交通事故、跌落伤。

(2)面部明显肿胀,伴有眶周淤血、结膜淤血等体征,部分伤员由于舌后坠可能出现呼吸困难。

(3)注意有无脑脊液鼻漏或脑脊液耳漏。

(4)肿胀消退期就诊者,可见面部塌陷、鼻根塌陷、颧面部塌陷、内眦距增宽、睑裂高度不一致、眼球运动受限、眼球内陷、复视等症状。

(5)咬合错乱,不同程度的张口受限,可见开𬌗、牙列中断等畸形,伴有牙龈撕裂、牙齿松动等体征。

(6)在多个部位可触及骨连续性中断、台阶感、骨摩擦音等。

(7)影像学检查多采用三维 CT 方法,包括矢状位与冠状位,可明确面中部及下颌骨骨折的部位、数量、移位方向,应注意上颌骨的矢状骨折、颅底骨折,以及鼻眶筛等隐匿部位的骨折。

(四)治疗

(1)紧急情况如呼吸困难时,应明确梗阻部位,并给予相应处理,解除呼吸困难。

(2)早期面部高度肿胀,伴有意识不清时不应急于实施手术治疗,可给予相应的对症治疗,如止血、消肿等措施。

(3)禁止做脑脊液鼻漏和脑脊液耳漏的填塞。

(4)手术应在全身情况稳定的情况下实施。

(5)手术入路应根据骨折类型、部位的不同,选择不同切口组合,如冠状切口、口内前庭沟切口、睑缘下切口、局部切口和口外切口组合,并应充分利用原有创伤伤口。

(6)骨折复位固定的顺序应遵循以下原则,先复位固定容易恢复咬合关系的部位,以此为基础再复位固定其他部位的骨折。固定物可根据骨折部位采用小型、微型钛板、钛网,并可结合其他材料。

(7)全面部骨折复位时,应注意由于上颌骨的矢状骨折、下颌骨髁突与下颌正中联合骨折时造成的面部变宽问题。

(8)术后应做适当的颌间牵引固定,方法可采用牙弓夹板或者颌间牵引钉技术。

八、口腔颌面部火器伤

(一)概述

口腔颌面部火器伤多为枪弹伤、破片伤及爆炸伤。一般伤情较重,同时常有软组织贯通伤及粉碎性骨折,伤道内多有异物及污染,由于瞬时空腔效应,颌面部火器伤伤口一定是被污染的。

(二)临床表现

(1)可伴口鼻出血、呼吸困难等体征。

(2)创口多不规则,可有多处伤口,高速枪弹伤入口小,出口大,多有软、硬组织缺损及咬合紊乱,伤口内可有污染及异物。

(三)诊断

(1)有火器伤史,面部可有哆开伤口。

(2)伤口常不规则,可有多个出入口。

(3)X线片、特别是CT检查可显示骨折部位、骨块移位、骨缺损范围及异物存留等情况。

(4)除机械性创伤外,局部可伴烧伤。

(四)治疗

(1)保持呼吸道通畅,止血、镇痛、抗休克。

(2)全身情况稳定后,可及时行清创术,清创要求彻底,清除伤道周围0.5 cm的软组织及与软组织不相连的碎骨片。洞穿性缺损应尽量先关闭口内缺损,隔绝口内的污染环境。

(3)异物(包括二次弹片、骨碎片)应在清创时尽量去除,对深在的与重要神经血管相邻的异物应先定位,不可盲目摘除。

(4)尽早应用抗生素及破伤风抗毒素。

(5)如条件允许,彻底清创后的软硬组织缺损可行一期修复;骨折坚固内固定,尽量恢复并稳定咬合关系;全身情况差、软硬组织缺损严重者,也可延期修复。

九、口腔颌面部烧伤

(一)概述

颌面部因暴露在外,不论在平时或战时,遭受烧伤的机会比全身其他部位多。可发生各种火焰烧伤、过热物体灼伤、过热液体烫伤或一些化学物质烧伤。

(二)临床表现

(1)可以是物理性烧伤,也可以是化学灼伤。

(2)可伴呼吸道灼伤。

(3)化学烧伤导致局部组织肿胀、破溃、糜烂。

(4)烧伤可分为3度。①Ⅰ度:红斑、出血、肿胀及灼痛。②Ⅱ度:水疱或苍白。③Ⅲ度:坏死呈暗黑色,形成焦痂。

(三)诊断

(1)应明确烧伤面积。

(2)应明确烧伤程度。

(四)治疗

(1)首先应明确烧伤的原因。

(2)抗休克、止痛、抗感染。

(3)有呼吸道烧伤者,需行气管切开。

(4)保护伤口,局部清创。①轻度烧伤局部不需特殊处理。②小水疱可自行吸收,大水疱可在消毒状态下抽吸放液,表面涂以抗生素油膏,纱布加压包扎;对不易摩擦和污染的部位,也可暴露创面,使其干燥结痂。③深Ⅱ度、Ⅲ度烧伤愈合后可形成瘢痕,应在伤后10天左右逐渐剪去焦痂,表面移植断层皮片。如痂下感染,应提前切痂,用抗生素液湿敷,消除感染后再植皮。④化学物质烧伤应用大量生理盐水冲洗。碱烧伤可用2%醋酸或柠檬酸中和;酸烧伤可用2%碳酸氢钠中和;苯酚(石炭酸)烧伤可用酒精中和。

十、口腔颌面部异物

(一)概述

口腔颌面部异物多因火器伤或各种致伤物打击所致,异物的种类很多,诸如金属(磁性、非磁性)、木质、竹质、石质、玻璃、塑料、火药及煤渣等。

(二)临床表现

(1)除微小异物外,多可见入口,伤口大小不一,可有渗血或渗液。

(2)局部肿胀、疼痛,大血管附近的异物可能使组织高度肿胀。

(3)由于异物所在部位不同,还可有特异症状。①鼻腔及鼻窦异物可引起鼻阻塞、鼻出血。②眶内异物可致眼球活动受限、"眼镜状"淤血。③下颌下、口底、咽旁异物可导致呼吸障碍。④咬肌、翼下颌间隙、颞下颌关节异物可导致张/闭口受限。⑤腮腺异物可致涎瘘。

(4)可伴有相应部位的颌骨骨折。

(三)诊断

(1)有异物击入或火器伤创伤史。

(2)有局部肿痛及各间隙的特异症状。

(3)表浅异物,如唇、颊舌等部位可触摸、透照定位。

(4)定位拍片,插针 X 线定位或三维 CT 定位。

(四)治疗

(1)原则上应尽量取出异物,如在体内存留时间较长,异物小、无症状,或位置深,手术可伤及重要组织和器官者可暂不取出。

(2)异物摘除手术。①定位。②采取切口隐蔽、距离异物最近、创伤小、不伤及重要组织器官的进路。③磁性异物可采用高能磁体或电磁体吸出。④有神经、唾液腺导管损伤者应同时修复。⑤伤道应用 3％过氧化氢溶液、抗生素液及生理盐水冲洗。⑥常规注射破伤风抗毒素。

(3)金属异物或影像学检查可视异物,可借助手术导航技术取出。

第四节　颞下颌关节疾病

一、颞下颌关节紊乱病

(一)概述

颞下颌关节紊乱病(temporomandibular disorders,TMD)是口腔科常见病、多发病。流行病调查资料统计其发生率在 20％～80％。同义词有颞下颌关节紊乱综合征等。TMD 的病因尚未完全阐明,一般认为多因素发病,是一组疾病的总称。可累及咀嚼肌群、关节,或两者皆有。

(二)临床表现

1.常见症状

(1)颞下颌关节区、咀嚼肌区痛;开口痛和咀嚼痛。常为慢性疼痛,一般无自发痛、夜间痛和剧烈痛,但严重骨关节病急性滑膜炎除外。

(2)开口度异常:开口受限;开口过大,呈半脱位。

(3)张/闭口时出现弹响和杂音。

TMD患者可有以上一个或数个症状,有时可伴有头痛、耳症、眼症及关节区不适、沉重感、疲劳感等感觉异常。

2.常见体征

(1)关节区压痛。

(2)咀嚼肌区压痛或压诊敏感。

(3)下颌运动异常,包括开口度过小,但一般无牙关紧闭;开口过程困难;开口度过大,呈半脱位;开口型偏斜、歪曲等。

(4)可听见弹响声、破碎音或摩擦音。

TMD患者可有以上一个或数个体征,有时伴有关节区轻度水肿、下颌颤抖、夜间磨牙及紧咬牙等。

(三)诊断

具有上述临床表现并符合影像学诊断者。各类TMD的诊断如下。

1.咀嚼肌紊乱疾病

(1)翼外肌功能亢进:开口过大,可呈半脱位,开口末常有弹响,开口型偏向健侧。发生在两侧者,开口型不偏斜或偏向翼外肌功能较弱侧。

(2)翼外肌痉挛:开口痛,咀嚼痛,开口受限,但被动开口时可增大。开口型偏向患侧,下颌切迹相应处有压痛或压诊敏感。急性期颌中线偏向健侧,不能自然到达牙尖交错位。

(3)咀嚼肌群痉挛:严重开口困难,几乎无被动开口度。开口痛,咀嚼痛,并有多个肌压痛点或扳机点,也可出现压诊敏感及放射性痛。常有不自主肌收缩,有时可触到僵硬隆起的肌块。

(4)肌筋膜疼痛功能紊乱综合征:开口痛,咀嚼痛,在相应的肌筋膜处有局限性压痛点或压诊敏感。用普鲁卡因封闭后,疼痛可消失或减轻,轻度开口受限。

2.关节结构紊乱疾病

(1)可复性关节盘前移位:有开闭口弹响,弹响常发生在开口初和闭口末,也可发生在开口中或开口末,开口弹响发生的时间越迟,说明关节盘移位越向前。如开口初发生弹响,其开口型先偏向健侧,呈"↳"或"↲",弹响过后下颌又回复正常开口型。

（2）不可复性关节盘移位：曾有弹响史，继之有间断性关节绞锁史，进而弹响消失，开口受限，开口型偏向患侧，有时有开口痛和咀嚼痛。

（3）关节囊扩张伴关节盘附着松弛：开口过大，呈半脱位，开口末和闭口初弹响，开口型偏向健侧。发生在两侧者，则偏向较轻侧，有时呈歪曲的开口型。

3.炎性疾病

（1）滑膜炎（急性、慢性）：开口痛，咀嚼痛，开口受限，开口型偏向患侧，髁突后区压痛，急性时可有轻度自发痛，压痛点更明显，咬合时后牙不敢接触。

（2）关节囊炎（急性、慢性）：开口痛，咀嚼痛，开口受限，开口型偏向患侧，压痛点不仅在髁突后区，还可在关节外侧、髁突颈后区等部位均有压痛。急性时可有轻度自发痛，关节局部水肿。临床上，上述两种类型有时可伴发。

4.骨关节病

（1）关节盘穿孔或破裂：在开口过程中有多声破碎音，开口时常有嵌顿，开口型歪曲。开口、咀嚼时出现不同程度疼痛，一般无或轻度开口困难。

（2）骨关节病：开口过程中有连续的摩擦音（揉玻璃纸音或捻发音）。轻度开口受限，开口型偏向患侧，开口、咀嚼时疼痛。伴滑膜炎时则为骨关节炎，开口受限加重。

在临床上，患者常同时存在几种类型。

（四）治疗

1.治疗原则

遵循逐步升级的治疗程序，即可逆性治疗→不可逆性治疗→关节镜外科治疗→开放性手术治疗。在合理应用保守治疗半年以上无效，且有严重功能障碍的关节结构紊乱或骨关节病患者，可采用关节镜外科及开放性手术治疗。对TMD患者防治的健康教育和心理支持也同等重要。

2.治疗方法

应尽可能找到发病因素，制订针对消除或减弱发病因素和对症治疗相结合的综合治疗。根据每一位TMD患者的发病类型，选择好适应证，选择不同的物理治疗、药物治疗、封闭治疗、注射治疗、关节内冲洗、可逆性𬌗垫治疗、有关的心理治疗及关节镜外科或开放性手术等方法。

二、颞下颌关节脱位

下颌髁突滑出关节窝以外，超越了关节运动的正常限度，以致不能自行复回原位者，称为颞下颌关节脱位。按部位可分为单侧脱位和双侧脱位；按性质可分为急性脱位、复发性脱位和陈旧性脱位;按髁突脱出的方向、位置,可分为前方脱位、后方脱位、上方脱位及侧方脱位,后三者主要见于受到外力创伤时。临床上以急性和复发性前脱位较常见,陈旧性前脱位也时有见到。至于后方脱位、上方脱位和侧方脱位等比较少见,常伴有下颌骨骨折或颅脑损伤症状。

(一)急性前脱位

1.概述

当大开口时,例如打哈欠、唱歌、咬大块食物等,下颌髁突过度地超越关节结节,脱位于关节结节的前上方而不能自行复回原位,这是在没有外力创伤时发生的急性前脱位。在张口状态下,颏部受到外力作用,或使用开口器,全麻经口腔插管使用直接喉镜时,也可发生急性前脱位,这是在外力创伤时发生的急性前脱位。

2.临床表现

急性前脱位可为单侧,也可为双侧。双侧脱位的临床表现如下。

(1)下颌运动异常:患者呈开口状,不能闭口,涎液外流,言语不清,咀嚼和吞咽均有困难。前牙呈开𬌗,仅在磨牙区有部分牙接触。

(2)下颌前伸,两颊扁平,脸型相应变长。

(3)耳屏前方触诊原髁突处有凹陷,在颧弓下可触及脱位的下颌髁突。

(4)X线片可证实髁突脱位于关节结节前上方。

单侧急性前脱位临床表现类同,只是表现在单侧,患者开闭口困难,颏部中线及下前切牙中线偏向健侧,健侧后牙呈反𬌗。

3.诊断

(1)有大开口史或外力创伤史。

(2)开闭口困难,下颌处于前伸位。

(3)髁突脱出关节窝,耳屏前凹陷,在颧弓下可触及髁突。

(4)X线证实髁突脱位于关节结节前上方。

(5)外力创伤所致的脱位,常伴有下颌骨骨折或颅脑损伤,应鉴别。

4.治疗

(1)立即手法复位。同时伴有下颌骨骨折或颅脑损伤者,应行相应处理。

(2)限制下颌运动3周。

(二)复发性前脱位

1.概述

颞下颌关节前脱位反复频繁发作,常常发生在急性前脱位未予适当治疗后或一些瘫痪患者,慢性长期消耗性疾病、肌张力失常、韧带松弛者也可发生复发性前脱位。

2.临床表现

(1)临床表现同颞下颌关节急性前脱位。

(2)反复频繁地发作,有时几周发作一次,有时1个月发作几次,甚至1天数次,严重者不敢说话,否则就脱位。

(3)X线可以证实髁突脱位于关节结节前上方。

3.治疗

(1)立即手法复位。

(2)必要时用颌间医用钢丝结扎固定下颌,限制下颌运动3周。

(3)在严格选择适应证后也可用硬化剂注射关节盘后区或手术治疗。

(三)陈旧性前脱位

1.概述

无论急性颞下颌关节前脱位或复发性前脱位,如数周尚未复位者为陈旧性脱位,常见为双侧陈旧性脱位。

2.临床表现

(1)临床表现同急性前脱位。

(2)有一定程度的下颌开闭口运动异常。

3.诊断

(1)前脱位数周未复位者。

(2)X线证实髁突脱位于关节结节前上方。

4.治疗

(1)先选择手法复位。

(2)手法复位失败后,可在颞下颌关节区和咀嚼肌神经封闭后再行手法复位。

(3)前两种方法失败后,在全麻配合肌肉松弛剂下,行手法复位。

(4)前3种方法失败后,行开放性手术复位。

(5)上述方法均未获得成功者,选择好适应证,行髁突高位切除或髁突切除术,同期行关节重建。

三、颞下颌关节强直

因器质性病变导致长期严重开口困难或完全不能开口者,称为颞下颌关节强直。临床上常见的有两类:第一类是关节内发生病变,造成关节内纤维性或骨性粘连(单侧或双侧),称为关节内强直,简称关节强直,亦称真性关节强直;第二类病变是在关节外上下颌间皮肤、黏膜或深层组织,形成大量纤维组织或骨化的纤维组织,称为颌间挛缩,也称关节外强直和假性关节强直。第一类和第二类均存在者称为混合性关节强直,临床少见。

(一)关节内强直

1.概述

关节内强直,简称关节强直,亦称真性关节强直。关节内强直多数发生在儿童。最常见于颞下颌关节区或下颌骨创伤后,尤其是颏部的对冲性创伤后。其次见于颞下颌关节化脓性感染,可由本身引起,也可由邻近器官扩散而来,如化脓性中耳炎;有时,也可由血源性扩散造成,如婴幼儿时期的肺炎等高热病后引起的脓毒血症、败血症等所致的血源性化脓性关节炎。分娩时使用产钳造成关节区的创伤,也常导致婴幼儿关节强直。关节内强直可发生在单侧,也可发生在双侧。

2.临床表现

(1)进行性的严重开口困难或完全不能开口:纤维性关节强直可有一定程度的开口度,而骨性关节强直则完全不能开口。病程一般在几年以上。

(2)面下部发育畸形:儿童时期发生关节强直者伴有面下部发育畸形,而成年人发生关节强直者面部发育畸形不明显。发生在单侧者表现为两侧面部不对称,患侧丰满,健侧扁平、狭长,颏部偏向患侧。双侧关节强直患者可有小颌畸形,伴下颌后缩,有的伴发阻塞性睡眠呼吸暂停低通气综合征。

(3)𬌗关系错乱:牙弓变小而狭窄,上下牙拥挤错乱,前牙深覆𬌗、深覆盖。下颌切牙向唇侧倾斜呈扇形分离,并常咬抵上腭部,后牙远中错𬌗,下颌磨牙常倾向舌侧,下颌牙的颊尖咬于上颌牙的舌尖,甚至无接触。关节强直发生在成年人,则𬌗关系无明显畸形。

(4)髁突活动减弱或消失:双手通过外耳道前壁触诊,请患者用力做开闭口或侧方运动时,髁突无动度,如果为纤维性关节强直可有轻微动度。

3.诊断

(1)有涉及颞下颌关节的创伤史或化脓性感染史。

(2)长期进行性的严重开口困难或完全不能开口。

(3)在做开闭口和侧方运动时,髁突活动极微或无活动。

(4)儿童时期发生双侧关节强直,有典型的下颌后缩畸形,单侧强直者患侧

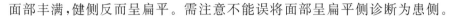

面部丰满,健侧反而呈扁平。需注意不能误将面部呈扁平侧诊断为患侧。

（5）影像学检查可得到证实。

4.治疗

（1）无论是纤维性关节强直或骨性关节强直,不能完全开口者,均应手术治疗,如颞下颌关节成形术等。极少数儿童早期的纤维性关节强直,可试行局部理疗配合开口功能训练。如果半年治疗无效者,也应进行手术治疗。

（2）成年人纤维性关节强直,开口度 2 cm 以上,长期稳定无进行性加重,并无明显功能障碍,而患者不要求手术者,可以不手术。

（3）手术年龄:儿童时期发生关节强直者,可早期手术,以便尽早恢复咀嚼功能,有利于下颌及面部的生长发育,但复发率高。也可在青春发育期后手术。如果儿童时期发生关节强直并伴有严重阻塞性睡眠呼吸暂停低通气综合征者,则应及时手术。

（4）颞下颌关节成形术截骨的位置应尽可能在下颌支的高位,以便恢复较好的功能。

（5）解除关节强直的同时,尽量兼顾患者的咬合、面型和气道的矫正。

（6）双侧关节强直的手术时间:双侧关节强直最好一次完成,以便术后能及时进行开口功能训练。如特殊情况必须分两侧手术者,相隔时间亦不宜超过2 周。无论是一次手术或分两次手术,应先做困难的一侧。

（7）术后开口功能训练:关节强直行假关节成形术,至今尚不能完全防止术后复发。手术后是否复发与手术后开口功能训练有密切关系,术后 10 天即可进行开口功能训练。同时行植骨或下颌前移术者应推迟至 2 周后。一般在术后第 1～3 个月内应日夜做开口功能训练,以后可改为日间训练。训练的方式以自动和被动开口功能训练为佳。开口器应放在磨牙区左右交替训练。训练的时间一般至少在 6 个月以上,但临床上仍不能避免复发。

（二）关节外强直

1.概述

关节外强直也称假性关节强直和颌间挛缩,按病因可分为 4 类:①上颌结节部位或下颌支部位的开放性骨折或火器伤,在上下颌间形成挛缩的瘢痕;②颜面部各种物理的、化学的Ⅲ度烧伤后,在面颊部形成的广泛瘢痕;③鼻咽部、颞下窝肿瘤放射性治疗后,颌面软组织广泛地纤维性病变;④坏疽性口炎或因各种原因引起的软组织纤维化形成的挛缩瘢痕。在广泛瘢痕组织中逐渐骨化,形成骨性粘连者称为骨性颌间挛缩。颌间挛缩一般只发生在一侧,但放射治疗后引起者除外。

2.临床表现

(1)进行性开口困难:瘢痕范围小的,有一定程度的开口运动;瘢痕范围大的,尤其是已骨化的瘢痕,则完全不能开口。

(2)口腔或颌面部瘢痕挛缩或缺损畸形:患侧口腔龈颊沟变浅或消失,并可触到范围不等的条索状瘢痕区,坏疽性口炎引起者常伴有口颊部软硬组织缺损畸形,牙列错乱;放射治疗后或各种物理的、化学的Ⅲ度烧伤后引起者,在颜面部可见明显的放射性瘢痕和各种灼伤后瘢痕畸形。

(3)髁突活动减弱:颌间挛缩引起的不能开口是关节以外的病变,挛缩的瘢痕尚有一定程度的伸缩性,所以在用力做开颌运动时,可触及髁突有轻微动度,尤其做侧方运动时,活动较为明显。如挛缩的瘢痕已骨化,髁突活动可以消失。

3.诊断

(1)有创伤、放射治疗、Ⅲ度烧伤及坏疽性口炎等引起颌间瘢痕的病史。

(2)长期进行性开口困难或完全不能开口。

(3)能体检到颌间范围不等的挛缩的瘢痕。

(4)髁突有一定动度。

(5)影像学诊断证实颌间有瘢痕、骨化灶,而颞下颌关节的髁突、关节窝和关节间隙清楚可见。

4.治疗

(1)瘢痕范围小,早期的颌间挛缩宜保守治疗,物理治疗配合开口功能训练。

(2)一般的颌间挛缩应手术治疗。原则是切除或切断颌间挛缩的瘢痕,凿开颌间骨化灶,恢复开口度。

(3)切除或切断颌间挛缩瘢痕,恢复开口度后造成的颌间口腔内外的创面,视范围大小,可用游离皮片、带蒂组织瓣或血管化组织瓣移植修复缺损和畸形。

(4)术后开口功能训练同上述。与关节内强直相同,仍不能完全避免复发。

(5)对混合性关节强直的治疗原则是关节内、外强直手术的综合应用。

四、急性化脓性颞下颌关节炎

(一)概述

急性化脓性颞下颌关节炎多见于婴儿和儿童,成人少见。由于高效广谱抗生素的广泛应用,临床上典型的急性化脓性颞下颌关节炎已很少见。偶见早期、轻度的急性化脓性颞下颌关节炎,但易被忽视。急性化脓性颞下颌关节炎可由开放性髁突骨折后细菌直接感染引起,也可由附近器官或皮肤化脓性病灶扩散引起,也可由脓毒血症、败血症等血源性感染引起,偶尔也可由医源性感染造成,如关节腔内注射、关节镜外科等。

(二)临床表现

(1)颞下颌关节区红、肿、热和压痛。可有自发性跳痛,夜晚、平卧时更甚。

(2)开口受限或开口困难,视化脓性感染程度而不等。

(3)咀嚼时患侧关节区痛,以致不能咀嚼食物,甚至在静止时磨牙区分离不能接触,否则引起剧烈疼痛。如关节腔内有大量渗出或化脓,患者可呈开口状。

(4)轻微的感染可无全身症状。局部感染较重者可出现全身中毒症状,如畏寒、发热、头痛等。

(三)诊断

(1)有局部和全身化脓性病灶(有时可找不到化脓病灶)。

(2)颞下颌关节区红、肿、热,压痛及自发痛。

(3)磨牙区咬合时可引起剧烈痛。

(4)血常规检查可见白细胞总数增高,中性粒细胞比例上升,核左移,有时可见细胞中毒颗粒。

(5)X线片可见关节间隙增宽,后期可见髁突骨质破坏。但早期可以无阳性所见。MRI可见关节腔内大量液体。

(6)关节腔穿刺可见关节液混浊,甚至为脓液。涂片镜下可见大量中性粒细胞,抽出的关节液应做细菌培养、药物敏感试验。

(四)治疗

(1)根据细菌药敏试验,使用有针对性的抗生素,配合全身支持疗法。

(2)关节腔内穿刺抽出脓液,冲洗,局部注射敏感的抗生素。

(3)必要时可做切开引流。

(4)急性化脓性颞下颌关节炎治愈后应及时做开口功能训练,预防关节强直的发生。

(5)切开引流较长时间后仍有脓性分泌物,可能为化脓性骨髓炎,应进一步确诊和治疗。

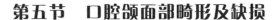

第五节 口腔颌面部畸形及缺损

一、唇裂

(一)概述

唇裂是胚胎期上颌突与球状突未融合或融合不全所致的口腔颌面部常见的先天性畸形。

(二)临床表现

(1)先天性上唇部分或全部裂开,形成面部畸形。

(2)部分患者伴有吸吮及喂养困难。

(3)部分患者伴有腭裂及语音障碍。

(4)部分患者伴有四肢及其他器官畸形。

(三)诊断

(1)上唇裂开,可为完全性裂,也可为不完全性裂;可为单侧裂,也可为双侧裂。

(2)有的上唇皮肤与黏膜完整,但肌发育或连接不全,造成红唇黏膜嵌入白唇皮肤、白唇皮肤凹陷、红唇切迹,称为微小型唇裂。

(3)同时伴有鼻孔、鼻翼、鼻小柱不同程度的异常。

(四)治疗

(1)采用外科手术,关闭唇部裂隙,同期行鼻畸形矫正,恢复接近正常的唇鼻部解剖形态。

(2)可在患儿出生后即行术前正畸治疗,以提高唇裂一期整复的效果。

二、腭裂

(一)概述

腭裂是胚胎期腭突融合不全或完全不融合所致的口腔颌面部常见的先天性畸形。

(二)临床表现

(1)先天性腭部部分或完全裂开。

（2）进食困难，吮吸无力。

（3）进食时有液体从鼻腔流出。

（4）语音不清，伴程度不等的鼻音。

（5）部分患者伴有唇裂。

（6）部分患者伴有四肢及其他器官畸形。

（三）诊断

（1）腭部裂开，可为完全性裂，也可为不完全性裂；可为单侧裂，也可为双侧裂。

（2）有的为黏膜下裂（隐裂），腭部未见明显裂隙，腭中缝可见发蓝的菲薄黏膜。

（3）完全性腭裂常伴有牙槽突裂及唇裂，牙列错乱。

（4）随着年龄增长，常伴有上颌骨发育不足、面中部凹陷畸形。

（四）治疗

（1）在有条件的情况下，采取综合的序列治疗。

（2）采用外科手术，尽量在1岁前关闭腭部裂隙，重建良好的腭咽闭合。

（3）牙槽突裂通过植骨术修复缺损。

（4）配合正畸治疗，矫治牙列错乱。

（5）成人的颌骨畸形可用正畸及正颌外科手术矫治。

（6）通过语音治疗，提高腭裂术后语音效果。

（7）不宜行外科治疗或局部组织缺损严重无法手术修复者，可用腭托、腭咽阻塞器等矫形修复治疗。

三、唇腭裂继发鼻畸形

（一）概述

由于唇裂导致鼻部结构发育异常及异位肌肉牵拉造成鼻部畸形。

（二）临床表现

（1）单侧唇裂鼻畸形可表现为裂隙侧鼻翼外展、鼻翼塌陷、鼻小柱偏斜。

（2）双侧唇裂鼻畸形可表现为鼻尖扁平、鼻小柱短小、鼻翼塌陷、鼻底宽大。

（三）诊断

（1）伴随单侧或双侧唇裂出现的鼻外形异常，如鼻翼塌陷、鼻小柱偏斜、双侧鼻孔不对称等。

(2)某些微小型唇裂伴发的鼻畸形严重程度往往超过唇部畸形程度。

(四)治疗

(1)在唇裂初期整复的同时,对鼻畸形进行整复,消除异位肌肉的异常牵拉,复位异位鼻翼软骨。

(2)对于唇裂术后继发鼻畸形的整复,在15周岁以前,可采用鼻翼软骨解剖悬吊复位固定的方法整复;15周岁以后,严重的鼻畸形可采用软骨移植、重建鼻支架的方法整复。

四、腭咽闭合功能不全

(一)概述

系先天或后天性因素导致的腭咽闭合功能不全,后者可因口腔肿瘤手术或口腔颌面部放射治疗后组织瘢痕挛缩所致。

(二)临床表现

(1)多见于年龄较大才接受腭裂手术者,软腭裂手术后较常见。

(2)肿瘤术后或外伤后常有口腔形态的异常。

(3)语音不清晰,表现为过度鼻音。

(4)先天性腭咽闭合功能不全者可伴有先天性心脏病或者轻度弱智。

(三)诊断

(1)软腭过短或者腭咽腔过深,有的软腭区有广泛瘢痕组织,发"啊"音时,软腭、咽侧活动度差。

(2)过度鼻音,会话时语音清晰度差。

(3)冷镜检查:鼻底雾气≥3 cm,吹水泡试验≤5 秒。

(4)鼻咽纤维内镜,计算机语音图像分析有助于明确诊断。

(四)治疗

(1)采用手术,改善腭咽闭合功能。术后结合语音治疗。

(2)也可选用发音辅助器进行非手术治疗。

五、牙槽突裂

(一)概述

牙槽突裂是由于胚胎期球状突与上颌突融合障碍所致的先天性畸形。

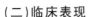

(二)临床表现

(1)牙槽突裂开,形成缺损。

(2)饮水时,患侧鼻孔常有水流出。

(3)常与完全性唇腭裂相伴发。

(4)常伴牙列畸形,影响面容及咀嚼功能。

(三)诊断

(1)牙槽突裂开,可为完全性,也可为不完全性;可为单侧裂,也可为双侧裂。

(2)有的表现为牙槽突线状缺损或是轻度凹陷,未见裂隙,黏膜完整者,称为隐裂。

(3)鼻翼基底部失去骨支持而出现不同程度鼻翼基底凹陷畸形。

(4)裂隙边缘常有乳牙滞留,牙错位萌出或畸形牙。

(5)X线片可见牙槽突有骨质缺损,阴影降低区。

(四)治疗

(1)手术治疗为主,通过植骨使牙槽突恢复骨的连续性和关闭软组织裂隙。

(2)配合正畸治疗,改善关系。

(3)植骨、正畸治疗后尚存在牙间隙者,可用义齿修复来恢复缺失牙,关闭牙间隙。

六、面横裂

(一)概述

面横裂是由于胚胎期上颌突与下颌突未能完全融合所致的先天性面裂畸形。

(二)临床表现

(1)单侧或双侧口角不同程度的裂开。

(2)单侧裂者表现为两侧口角不对称,双侧裂者表现为巨口症。

(3)可伴颜面其他发育畸形。

(4)吸吮功能异常,流涎。

(三)诊断

(1)口角颊部呈水平裂开,可为单侧,也可为双侧。

(2)可伴其他第一鳃弓的发育畸形,如颜面部一侧发育不良,耳前瘘管以及副耳等畸形。

(3)部分患者伴有其他畸形,如多指(趾)、上睑下垂等。

(四)治疗

(1)手术治疗,行面横裂整复术。

(2)伴有下颌骨生长发育畸形者,应考虑行颌骨畸形矫正。

七、正中裂

(一)概述

正中裂系胚胎期两侧球状突或下颌突未能正常融合所致的先天性畸形。

(二)临床表现

(1)多发生于上唇,下唇较少见。

(2)上唇或下唇正中裂,面部畸形。

(三)诊断

(1)裂隙在面部中线,表现为不完全裂或完全裂。

(2)上唇正中裂常合并鼻畸形,鼻部有纵向裂沟,鼻小柱增宽。鼻孔不对称,鼻中隔缺损,鼻翼软骨移位或发育不全,偶可形成双重鼻。

(3)下唇正中裂多数只发生于下唇软组织,少数病变累及下颌骨、口底、舌等部位。

(四)治疗

(1)手术治疗,行唇部裂隙关闭术。伴有鼻畸形者,行鼻畸形矫正术。

(2)合并骨质缺损的下唇正中裂常需行植骨术修复。

八、面斜裂

(一)概述

面斜裂是由于胚胎期上颌突与侧鼻突未能融合所致的先天性畸形。

(二)临床表现

(1)自上唇经人中外侧至鼻底或绕过鼻翼至眶底中部,甚至向上延伸达上睑和前额的面部裂隙畸形,严重影响面容。

(2)可同时伴有其他部位的畸形,如并指、先天性心脏病等。

(三)诊断

1.不完全性鼻眶裂

(1)鼻全裂,即鼻翼上方有洞穿性缺损。

(2)鼻侧裂,即鼻翼有缺损,鼻中隔前部暴露,同侧眼裂由外上向内下倾斜。

2.不完全性口眶裂

除不完全性鼻眶裂的表现外,同时伴有唇裂。

3.完全性鼻眶裂

裂隙由眶部斜向鼻腔,鼻下部外侧壁缺损,鼻翼发育不全或全鼻发育不全。

4.完全性口眶裂

裂隙自一侧唇红缘开始向上沿鼻唇沟到同侧内眦或下睑,眼眶缺损直达腭部,眼球下移到裂隙中。

(四)治疗

(1)采用手术修复缺损,根据畸形程度和缺损范围设计,采用"V-Y"改形术,局部旋转皮瓣和"Z"成形术等方法进行修复。

(2)眶底骨质严重缺损者,行植骨修复。

(3)合并泪囊炎者先行泪囊摘除术,可请眼科医师参与或完成矫正睑裂;泪道再造,复位内眦韧带和外眦韧带。

九、先天性唇瘘

(一)概述

先天性唇瘘是由于在胚胎发育期下颌突融合处两侧的胚胎侧沟未闭或由胚突融合处残留上皮所致的先天性畸形。

(二)临床表现

(1)上下唇均可发生,以下唇多见。

(2)可有家族史。

(3)常伴有唇腭裂畸形。

(4)瘘口可有黏液性分泌物、继发感染时,瘘管溢脓。

(三)诊断

(1)下唇唇窦常为两个并列的瘘管,位于黏膜近皮肤交界处。

(2)上唇唇窦多为单发性中线瘘管,位于上唇唇珠、唇红缘、人中凹或鼻小柱基底处。

(3)可同时在窦道内伴发黏液囊肿。

（四）治疗

(1)手术治疗:完整切除全部瘘管。

(2)瘘管范围较广的患者,因为切除范围较大,术后可能出现下唇畸形,可考虑行二期下唇整复术。

十、双唇

（一）概述

双唇亦称重唇,为少见的先天性发育畸形,也有学者认为与内分泌功能紊乱有关。

（二）临床表现

(1)青春期较为多见,少数患者可有家族史。

(2)上唇多见,上唇黏膜肥厚,大张口或笑时尤为明显。

（三）诊断

(1)唇黏膜肥厚,大张口或笑时,可见上唇黏膜内侧出现不同程度多余的黏膜组织,酷似又一唇红。

(2)黏膜色泽、质地均与正常无异。

(3)有的患者伴有上睑松弛、单纯性甲状腺肿大,为 Ascher 综合征。

（四）治疗

手术切除多余黏膜组织,矫正畸形。

十一、唇、舌系带畸形

（一）概述

先天性或后天性因素所致的唇、舌系带形态及附着异常。

（二）临床表现

(1)后天性因素所致者可有拔牙、外伤或手术史。

(2)上唇运动受限,中切牙之间的间隙过大,常伴牙列不齐。

(3)舌前伸运动受限,语音欠清晰。

(4)老年人牙槽突萎缩所致舌系带附着异常者,义齿固位差。

（三）诊断

(1)系带附着过低,基底部较宽。

（2）唇运动受限,中切牙之间的间隙过大,常伴牙列不齐。

（3）舌外伸活动受限,伸舌时舌尖部呈"W"形。

（4）系带宽,有的患者系带两侧可见黏膜糜烂。

（5）口腔颌面外伤或肿瘤术后瘢痕挛缩所致者,可见局部瘢痕。

（四）治疗

（1）手术治疗行系带矫正术。

（2）舌系带过短与儿童语音不清者可不必早期矫正。

（3）宽大或肥厚的唇系带有时需行部分切除术。

十二、宽面综合征(下颌角、咬肌肥大)

（一）概述

宽面综合征,常见于东方人。往往是下颌角与咬肌肥大同时存在,很少见两者之一单独发病者。

（二）临床表现

（1）常为双侧性,单侧病变较少。

（2）一般无明显自觉症状,少数患者有咀嚼时局部疼痛或伴有轻度的张口受限。可伴有夜磨牙、紧咬牙或偶发性咬肌痉挛。

（3）双侧性者,面下 1/3 横径明显增宽,面呈方形,但常表现为两侧不对称。单侧性者仅表现为患侧面下 1/3 横径增宽,而两侧不对称很明显。

（4）患者下颌角向后、向下及向外侧突出,常伴有以颏部发育不足为特征的面下 1/3 短小。

（三）诊断

（1）病程较长(数年以上),但在成年时始引起注意。青年女性为多。一般无疼痛等自觉症状,病变恒定,不随病程发生变化。

（2）症状及体征。①双侧肥大者,面下 1/3 明显增宽,下颌角明显向外、向后及向下方突出,呈方面形,颏部短小。②张口度及关系正常,多呈安氏Ⅰ类。③局部皮肤色、质正常。扪诊咬肌部平滑,无结节、包块,肌质柔软如常,在咬肌下颌角附着部明显肥厚。患者咬合时可见肥厚隆起的咬肌,扪之可触及紧贴下颌角而不移动呈块状的肌团,有隆起的肌索感。④双手触诊可查出下颌角明显肥大、外突。

（3）拍头颅正、侧位 X 线定位片及全口牙位曲面体层 X 线片(全景片),必要时可拍 CT 或三维立体 X 线片。病变为双侧性者,两侧下颌角外突,下颌角宽距增宽,下颌平面角可能变小。单侧病变者两侧下颌支不对称,患侧下颌角点外移。

(4)本病需与腮腺肿瘤、慢性腮腺炎,血管、淋巴管畸形,颌骨肿瘤,低毒性慢性边缘性下颌骨骨髓炎及嗜酸性粒细胞增生性淋巴肉芽肿、巨细胞肉芽肿等相鉴别。

(四)治疗

(1)本病主要采用手术治疗,其适应证为自觉症状明显、畸形显著、患者要求迫切或因职业特点需要改善容貌者。

(2)术前按正颌外科手术的设计程序,拍患者的正侧位照片,并进行 X 线头影(正、侧位)测量分析,据此拟定手术治疗,预测疗效,并征得患者及其家属的理解和同意。

(3)可根据患者情况及要求采用经口内入径行下颌角及咬肌肥大整复术。对下颌角及咬肌肥大同时伴有颏部发育不足者,可加用经口内颏部水平骨切开前徙术。

(4)有心理障碍者需在术前进行心理测试和治疗。

十三、下颌前突

(一)概述

下颌前突,又称真性或骨性下颌前突,是一种下颌骨发育过度的病变,常由遗传和环境因素引起。可以单独存在亦可与上颌发育不足同时并存。可有家族史。

(二)临床表现

(1)病情发展缓慢,随年龄增长,下颌前突畸形逐渐明显,青春发育期更为显著。一般无疼痛等自觉症状。

(2)口角平面以下的面下部,尤以颏部明显前突,前后径增长,面下 1/3 比例增大。多数为双侧对称性前突,亦可是单侧患病而表现为向健侧偏斜的偏颌畸形。

(3)双侧者前牙呈明显反𬌗。下前牙呈代偿性舌向倾斜,上前牙呈唇向倾斜,可能伴开𬌗。

(4)张口运动基本正常,常有咀嚼及语言功能障碍。

(三)诊断

（1）下颌向前突出，表现为口角平面以下的面下部，尤以颏部明显前突。前牙反𬌗，后牙呈安氏Ⅲ类（近中）关系。

（2）面下 1/3 增长，软组织颏部最前点（颏前点）前移。

（3）侧位头影测量显示∠SNA 正常，∠SNB 大于正常，∠ANB 小于正常或为负角。

（4）本病应与临床表现为前牙反𬌗的错𬌗畸形、上颌发育不足而下颌发育正常的假性下颌前突，及下颌前突伴有上颌发育不足的双颌畸形相鉴别，以免发生治疗设计上的错误。同时应与各种脑垂体功能亢进引起的巨颌症鉴别。

(四)治疗

（1）手术是唯一能矫治该类畸形的方法。其治疗目标应争取功能与容貌俱佳的效果。①手术应安排在骨骼发育成熟后的年龄施行。②采取正颌外科手术与正畸联合治疗。③必须进行术前的 X 线片检查及头影测量，头面部拍照，制作咬合石膏模型，以明确诊断、列出问题，并以之作为拟订治疗计划的依据。④治疗必须征得患者及家属的同意与配合。⑤有心理障碍者需在术前进行心理测试和治疗。

（2）术前正畸治疗：前牙去代偿、排齐牙列等。

（3）正颌手术首选下颌支手术，仅有少数病例可考虑下颌体部手术。手术包括下颌支斜行（或垂直）骨切开术后退下颌；下颌支矢状劈开术后退下颌；下颌体骨切开后退术。可根据不同个体选用合适的术式。

（4）康复治疗，恢复张口、咀嚼等口颌系统功能。

（5）术后正畸，调整𬌗关系，保持术后颌骨的稳定性。

十四、下颌后缩

(一)概述

下颌后缩，亦称小下颌畸形，是一种下颌发育不足所致的畸形。可由先天性、发育性或出生后罹患某种疾病引起，如下颌骨外伤、骨髓炎、颞下颌关节强直等引起的继发性下颌骨发育障碍所致。下颌后缩可以单独发病亦可与上颌前突等畸形同时并存。

(二)临床表现

（1）逐渐发病，进展缓慢，随年龄增长至青少年期，下颌后缩畸形日益明显。

(2)面下 1/3 比例变小,特别是口角平面以下明显后缩,颏部后退,下唇随之向后下,严重者呈鸟喙状畸形。上下唇不能正常闭合。

(3)牙弓缩小后退,前牙无咬合或呈深覆𬌗、深覆盖,下前牙唇侧倾斜,后牙呈远中𬌗(安氏Ⅱ类)关系。

(4)双侧颞下颌关节强直所致小下颌畸形者,发病年龄越小,其下颌发育不足后缩程度越严重;其他原因(如外伤感染)引起的继发性小下颌畸形,则伴有相应的其他症状。

(5)严重的下颌后缩多伴有阻塞性睡眠呼吸暂停低通气综合征。

(三)诊断

(1)面下 1/3 缩短,软组织颏部最前点(颏前点)后移。牙弓缩小后退,前牙无咬合或呈深覆𬌗,下前牙唇侧倾斜,后牙呈远中关系。

(2)侧位头影测量显示,∠SNA 正常,∠SNB 小于正常,∠ANB 大于正常。

(3)双侧颞下颌关节强直或骨折、骨缺损或骨髓炎死骨摘除后引起的小下颌畸形,在 X 线片上可见相应的病理改变。

(4)本病有别于其他小下颌先天性综合征,下颌、眼、面、颅骨发育不全综合征,下颌面骨发育不全综合征等。

(四)治疗

(1)基本同下颌前突治疗。

(2)手术年龄需根据引起小下颌畸形的原因和手术类型而定,对颞下颌关节强直所致的小下颌畸形,手术可分阶段进行,即先行颞下颌关节成形术,然后进行下颌前伸术;但也可于关节成形术时同期行下颌前伸术。对采用牵张成骨术矫治小下颌者,亦可在生长发育期施术。

(3)术前正畸治疗:前牙去代偿、排齐牙列。

(4)手术方案:①双侧经口内下颌支矢状劈开术前伸下颌,必要时辅以颏部水平骨切开前徙术,达到良好美容效果;②牵张成骨术延伸下颌;③对双侧颞下颌关节强直引起的小下颌畸形伴阻塞性睡眠呼吸暂停低通气综合征患者,可同期施行自体骨移植颞下颌关节成形下颌前伸术。

(5)有心理障碍者需在术前进行心理测试和治疗。

十五、颏部后缩

(一)概述

颏部后缩是一种下颌骨颏部发育不足所致畸形,东方人较常见。可以单独存在,亦可与小下颌畸形等同时并存。

(二)临床表现

(1)畸形病变出现缓慢,随个体生长发育至青少年期逐渐明显。一般无自觉症状,但因影响面容,患者多有不同程度的心理障碍。

(2)单纯颏部发育不足者,仅表现以颏部后移、变短、缩窄为特征的面下 1/3 变短。如伴有小下颌畸形,则可出现相应的临床症状和体征。

(三)诊断

(1)面下 1/3 变短,颏部后移,变短缩窄,单纯性颏部后缩者为 Angle Ⅰ 类。

(2)单纯颏部后缩者面下 1/3 略短,但颏前点后移。

(3)侧位头影测量显示,∠SNA 正常,∠SNB 正常或略小于正常,∠ANB 正常或略大于正常。

(4)主要与下颌发育不足引起的小下颌后缩畸形相鉴别。

(四)治疗

(1)单纯的颏部后缩畸形主要采用手术治疗;发育性的颏部后缩畸形矫治手术宜在骨骼发育成熟后施行。

(2)主要采用颏成形术,经口内颏部水平向骨切开术前徙颏部。如伴有颏部中点偏移者,可同时旋转切开的骨段以矫治颏部后缩与偏移;如颏部后移伴有严重短缩,则可在前徙颏部骨段的同时于骨切开上下断面之间植骨,以增高颏部的上下径。

(3)有心理障碍者应做心理测试和心理治疗。

十六、上颌前突

(一)概述

上颌前突是由遗传和环境因素所致的发育异常。主要系指上颌前部牙槽突发育过度伴随上颌前牙的前突畸形。全上颌骨前突者罕见。

(二)临床表现

(1)与其他发育性牙颌面畸形相似,随年龄增长至青少年期,上颌前突畸形逐渐明显。

(2)面中份前突,有的伴面中部增长、上下唇不能闭合、上前牙及牙龈外露。

(3)上前牙超突或呈深覆𬌗,重者上前牙排列呈扇形。

(4)一般为安氏Ⅰ类,如伴有下颌后缩则为安氏Ⅱ类。

(三)诊断

(1)凸面型,面中份前突,上下唇不能闭合,上前牙超突或呈深覆𬌗、深覆盖。鼻唇角变小。

(2)侧位头影测量显示,∠SNA 大于正常(前突不重者亦可为正常),∠SNB 正常,∠ANB 大于正常;软组织测量的鼻底点(Sn)前移。

(3)主要与下颌发育不足后缩畸形及上颌前突伴下颌发育不足后缩畸形相鉴别。下颌发育不足表现为安氏Ⅱ类,∠SNB 小于正常。同时应与罕见的全上颌骨发育过度鉴别。

(四)治疗

(1)轻度上颌前突可采用正畸治疗,成人明显的上颌前突均宜采用正颌手术治疗。

(2)术前正畸治疗根据头影测量需行手术者,一般应进行正畸治疗,包括前牙去代偿及排齐牙列等。

(3)正颌手术主要采用上颌前部骨切开术后退上颌前部骨段。手术方案如下:①上颌前部骨切开后退术或上颌骨 Le Fort Ⅰ型截骨术上抬后退;②如上颌前突伴有下颌颏部发育不足后缩者,需在方案①的基础上同期进行颏部水平骨切开前徙术;③如同时伴有小下颌畸形者,应在方案①的基础上,同期进行下颌支矢状骨劈开术前徙下颌。

(4)有心理障碍者需在术前进行心理测试和治疗。

十七、上颌后缩

(一)概述

上颌后缩主要系指上颌骨先天发育不足所致畸形,某些先天性发育畸形,如唇腭裂,特别是双侧完全性唇腭裂患者常致上颌发育不足。亦可由后天各种致病因素引起,如上颌骨骨折错位愈合,特别是年幼时行腭裂整复术等继发原因所致。继发原因发生的年龄越小,随年龄的增长引起的上颌后缩畸形越严重。

原发性的单纯上颌后缩少见,临床与下颌发育过度同时并存者多见。

(二)临床表现

(1)先天性上颌发育不足者,一般病程进展缓慢,至青少年期逐渐明显。后天性上颌后缩畸形者,必有始发病因。

(2)面中 1/3 凹陷,垂直距离变短,上唇后缩上下唇紧闭,无正常的唇间间隙,鼻部后移。

(3)前牙或全口牙均呈反𬌗,安氏Ⅲ类,上前牙唇向代偿性倾斜,下前牙舌向代偿性倾斜,如同时伴发下颌发育过度者,前述咬合异常更为明显。

(4)常有发音(特别是唇齿音)不清,咀嚼特别是前牙切割功能障碍。

(三)诊断

(1)面中 1/3 凹陷,垂直距离变短,前牙或全口牙均呈反𬌗。

(2)侧位头影测量显示,∠SNA 小于正常,∠SNB 正常或大于正常(伴下颌前突者),∠ANB 小于正常。鼻唇角呈钝角。

(3)如为唇腭裂(含唇腭裂术后),或上颌骨骨折错位愈合等所致上颌后缩畸形,则有原发病遗留的病征。

(4)本病与某些先天性上颌发育不良的颅颌面综合征有别。

颅面骨发育不全综合征:除面中 1/3 发育不良外,尚表现有颅横径增大,短颅,眶间距增宽,眼球突出,睑裂及外眦外斜,或同时伴发继发性视神经萎缩、外耳道闭锁、唇腭裂及四肢畸形等。

颅锁骨发育不全综合征:除面中 1/3 发育不良外,尚有颅顶平宽,前囟未闭或晚闭,锁骨发育不全或缺失,乳牙滞留,恒牙萌出迟缓或不萌出等。

眼睑、颧骨及下颌发育不全综合征:面中 1/3 发育不全。

(四)治疗

(1)同下颌前突的治疗。由于单纯的上颌发育不足所致上颌后缩少见,而多数伴有下颌前突或其他颅颌面畸形,因此,必须明确诊断后考虑相应的治疗。

(2)术前正畸治疗:前牙去代偿、排齐牙列,如伴有下颌前突则应同时进行相应的术前正畸治疗。

(3)正颌手术有以下各种方案可供选择。①上颌 Le Fort Ⅰ型骨切开术前徙上颌是治疗本病的基本手术,亦可根据后缩的程度采用相应的 Le Fort Ⅰ型改良术式;②对上颌严重发育不足,面中份凹陷特别明显者,可酌情考虑采用 Le Fort Ⅱ型骨切开术前徙颧-上颌部;③Le Fort Ⅰ型骨切开术前徙上颌合并同期进行下颌支斜行骨切开术或下颌支矢状骨劈开术后退下颌,矫治上颌后缩伴下颌前突的双颌畸形;④如系唇腭裂所致继发性上颌后缩畸形,可采用牵张成骨术。

(4)有心理障碍者需在术前进行心理测试和治疗。

十八、鞍鼻

(一)概述

鞍鼻可为先天性发育不良,亦可因先天性梅毒、麻风或利什曼原虫及外伤等原因而引起。

(二)临床表现

可分为轻型、重型和梅毒性鞍鼻 3 种。

1.轻型鞍鼻

表现为鼻中下部凹陷,鼻尖部正常并向上稍突起或平坦。

2.重型鞍鼻

表现为鼻梁塌陷,鼻中轴短缩,鼻尖与鼻孔向上翘。

3.梅毒性鞍鼻

最严重,其鼻中隔软骨、鼻骨及软骨支架都遭破坏,同时黏膜也受到毁坏,鼻部塌陷明显,鼻前庭仅剩皮肤,鼻尖、鼻翼与梨状孔边缘的皮肤相粘连。

(三)诊断

(1)鼻根部塌陷而扁平,形似马鞍状,侧面观时更明显。严重的鞍鼻畸形常伴外鼻部皮肤不足及内侧鼻黏膜的缺损和挛缩,造成鼻梁严重塌陷,牙槽突发育不良,面中部塌陷,甚至还合并鼻中隔穿孔或缺失。

(2)先天性鞍鼻可同时伴发萎缩性鼻炎,有遗传倾向。成人患者应行血常规检查以排除梅毒。

(3)外伤所致者,常伴有鼻中隔损伤、缺失及鼻阻塞等症状,如鼻泪管堵塞,可有溢泪症状。

(四)治疗

(1)可选择自体骨、软骨以及生物材料(弹性硅橡胶、生物陶瓷等)植入成形术。严禁使用液体硅胶。

(2)如有鼻中隔及鼻腔其他导致,应同时予以矫正。

十九、鼻缺损

(一)概述

常因损伤(包括烧伤及咬伤)及肿瘤术后或放射治疗后导致的缺损畸形。近年来因感染(如走马疳、结核、梅毒、鼻软骨炎等)造成鼻缺损者少见。

(二)临床表现

(1)因鼻缺损部位和范围不同,可表现为鼻小柱缺损、鼻翼缺损、鼻洞穿缺损、鼻半侧缺损、鼻大部缺损和全鼻缺损等,鼻前庭或鼻腔黏膜暴露,干燥,常有鼻痂皮覆盖。

(2)外伤和肿瘤切除后的鼻缺损,常伴有鼻骨和鼻中隔的缺损和畸形。

(三)诊断

(1)鼻缺损临床上分为鼻小柱缺损、鼻翼缺损、鼻洞穿缺损、鼻半侧缺损、鼻大部缺损及全鼻缺损等几种类型。有时还可伴唇颊及腭部缺损存在。

(2)肿瘤术后或放射治疗后遗者,应注意局部有无复发。怀疑为梅毒引起者,应常规行血常规检查。

(四)治疗

应根据患者具体情况确定治疗方法。多数鼻缺损均可采用邻近皮瓣,如鼻唇沟皮瓣、额部皮瓣(皮下组织蒂)或颞动脉岛状皮瓣等修复。偶用血管化游离皮瓣。

二十、单侧颜面发育不全畸形

(一)概述

单侧颜面发育不全畸形又被称为耳下颌发育不全、下颌面发育不全及第一、第二鳃弓综合征等。它包含各种不同类型单侧颜面软、硬组织发育障碍所产生的牙颌面畸形。严重者畸形常累及颧骨、颞骨、眶骨等,伴有面裂及内耳、外耳畸形。

(二)临床表现

(1)骨骼畸形:①面骨结构完整但发育不足,面偏斜不明显,不对称畸形较轻。②面骨结构完整但发育不全的程度较重,则颜面不对称畸形明显,平面偏斜明显。③单侧上下颌骨发育不全并伴部分下颌支缺如。④单侧下颌支缺如并伴同侧关节结构及颧弓的缺如。⑤除患侧下颌支、部分下颌体缺如外,伴同侧颧骨、颧弓缺如及眼眶发育不良。⑥除上述畸形外,眶下移明显,小眶畸形,甚至伴眼球缺如。

(2)软组织常见患侧面横裂,耳郭、附耳等畸形。

(三)诊断

根据其典型的临床表现及头颅 X 线片检查结果可做出明确诊断。

（四）治疗

（1）儿童患者早期可先行面横裂、附耳畸形矫治。近年来也有使用颌骨牵张成骨技术早期矫治其发育短小的患侧下颌骨。

（2）成人患者可根据其软硬组织的畸形程度分别以不同的手术程序、方法矫治。基本原则为先矫治其骨骼畸形，后矫治其软组织畸形。

对于颌面骨骼结构发育基本完整，但存在发育不足者，可采用 Le Fort Ⅰ 型截骨术矫正偏斜的𬌗平面；双侧下颌支矢状劈开截骨术及水平截骨颏成形术矫治下颌骨不对称。对于畸形轻微者，可采用生物材料移植，恢复其颜面对称性。

对于伴有颌面骨骼结构缺如或部分缺如的患者，除采用常规正颌外科手术，除矫治其上下颌骨的严重偏斜外，尚需应用植骨或游离骨组织瓣或复合游离组织瓣移植以重建患者的颅面结构。

完成上述骨骼畸形矫治或重建后，可根据其颜面软组织的对称与否、畸形程度，再行软组织整形手术。

（3）有心理障碍者需在术前进行心理测试和治疗。

二十一、进行性单侧颜面萎缩

（一）概述

进行性单侧颜面萎缩是目前病因尚不明确的进行性皮肤、皮下组织、肌萎缩，并可累及同侧骨骼结构的疾病，又称为 Romberg 综合征。主要发病因素如下。①感染：如猩红热、白喉、麻疹、结核、丹毒等全身或局部感染可诱发此病；②创伤：这类患者中多有局部外伤史；③三叉神经末梢神经炎：该病发病初期可伴有同侧三叉神经痛，且病变范围常与同侧三叉神经分布一致；④交感神经兴奋：此类患者常伴有一系列交感神经兴奋症状，如立毛肌的变化、发汗异常、半侧瞳孔大、同侧头痛等。此外，也有学者认为与中枢神经系统疾病及家族遗传性有关。

（二）临床表现

（1）多发于女性，可占 2/3 以上。多发于一侧，以左侧多见。发病年龄多在 10～20 岁。发病时患者年龄较小者，多累及同侧骨骼结构。年龄较大时发病主要累及半侧颜面软组织。

（2）单侧颜面软组织缓慢进行性萎缩。前期多在前额、颊部、下颌下区出现不规则色素斑块，皮肤逐渐变薄，干燥，不出汗，有的呈瘢痕样，皮下组织及肌肉亦逐渐萎缩。严重者可累及同侧头颅、眶周及眶内容物,患侧鼻翼、上唇、耳郭、舌体、上腭及同侧肢体等。

(三)诊断

根据其典型的临床表现,必要时辅助 X 线检查可明确诊断。

(四)治疗

(1)目前临床上尚无有效控制该病进展的方法。一般待患者发育完成、病变停止进展后行整形手术治疗。

(2)病情较轻、畸形不太严重者可行患侧面部脂肪注射充填术、皮下血管化组织瓣植入,以矫正局部凹陷畸形,恢复局部软组织的厚度和外形轮廓。

(3)对软组织尚有一定厚度者,也可在骨膜下植入具有良好组织相容性的生物材料修复。

(4)对畸形程度严重且累及多个骨骼结构者,矫治需行多次手术。首先矫治其受累的骨骼畸形,可采用多种正颌外科手术,对发育严重不足的骨骼结构可采用颌骨牵张成骨技术矫治。再行软组织瓣游离移植修复颜面软组织的凹陷畸形,恢复颜面软组织外形轮廓。鼻唇畸形的进一步矫治可待上述手术完成后进行。

(5)有心理障碍者需在术前进行心理测试和治疗。

第六节　口腔颌面部神经疾病

一、面瘫

(一)概述

病毒感染、腮腺区手术、面神经损伤、颅内外肿瘤、脑血管意外等均可引起面神经的损害,导致面瘫,又称面神经麻痹。临床上根据面神经受损的部位不同,分为中枢性面瘫和周围性面瘫。本节主要介绍周围性面瘫。

(二)临床表现

(1)可有局部寒冷刺激、面部外伤、腮腺区手术、颅内外肿瘤、脑血管意外等病史。

(2)眼睑闭合不全,迎风流泪,易患结膜炎。

（3）面肌松弛，口角下垂，鼓腮、吹气时漏气，饮水外漏，口涎外溢。

（4）患侧额纹消失，两侧额纹不对称，患侧抬眉、皱眉障碍。

（5）根据病变发作的不同部位，可有味觉、听觉、唾液、泪液分泌功能等障碍。

（三）诊断

（1）患侧睑裂增大，眼睑闭合不全，角膜、结膜外露，用力紧闭时眼球转向外上方。

（2）伴结膜炎，下结膜囊内可有泪液积滞或溢出。

（3）患侧额纹消失，皱眉功能障碍。

（4）口角下垂，并向健侧歪斜，笑时尤甚。

（5）鼻唇沟变浅或消失，鼓气障碍。

（6）神经电图、肌电图检查有利于诊断。

（7）需与中枢性面瘫鉴别。

（四）治疗

（1）针对不同病因，采取不同的治疗方法。

（2）贝尔面瘫主要采用控制炎症水肿，改善局部血液循环，减少神经受压和恢复神经功能的药物和措施。①药物治疗：急性期可给予激素，如地塞米松静脉滴注或泼尼松口服。并给予维生素 B_1、维生素 B_{12} 肌内注射或口服，辅以血管扩张药物口服，如阿司匹林、复方丹参、β-七叶皂苷钠等。在恢复期加用地巴唑、烟酸、加兰他敏等。②理疗：可在茎乳孔部行超短波透热疗法、红外线照射及局部热敷等。③恢复期可辅以针刺、电按摩等。④注意眼部护理以防引起结膜炎和角膜损害，可用眼膏，睡眠时应戴眼罩，避免冷风刺激，减少持续用眼，尽量减少户外活动。⑤当面肌开始出现活动时，应积极进行面肌的被动和主动训练，嘱患者对镜做皱额、蹙眉、露牙、鼓腮、吹气等动作。⑥病损部位在神经管内者，如果治疗3～4周后仍无恢复迹象，可请耳鼻喉科或神经外科医师会诊是否可行面神经管减压术。

（3）因损伤或手术引起的茎乳孔外的面神经断裂或缺损，应尽早施行面神经吻合或面神经移植术。

（4）肿瘤引起的面瘫应在肿瘤治愈后再进行面神经的修复，或在行肿瘤根治术的基础上行神经移植术。

（5）永久性面瘫可采用整形手术治疗，以改善外貌，如阔筋膜悬吊术，颞肌、咬肌筋膜瓣悬吊术等。

(6)颅内病变引起的面瘫,应到神经科就诊,针对病因治疗。

二、面肌痉挛

(一)概述

面肌痉挛又称面肌抽搐症。为阵发性一侧面肌不自主地抽搐或痉挛,多发生于眼睑及口角区。

(二)临床表现

(1)原发性面肌痉挛多发生于中年以后,女性多于男性。主要发生于一侧,双侧者极少见。

(2)疾病早期,抽搐多先从眼轮匝肌开始,呈间歇性,以后逐渐扩展至同侧其他颜面肌,其中以口角的抽搐最为明显。

(3)面肌抽搐的程度轻重不等,当精神紧张或疲倦时加重,在睡眠时停止发作。

(4)少数病例在抽搐发作时,伴有面部轻度疼痛,患侧耳鸣等,有的还可伴有同侧舌前份的味觉改变。

(5)晚期病例可伴有面肌轻度瘫痪。

(三)诊断

(1)阵发性单侧面肌不自主的抽搐或痉挛。

(2)肌电图检查显示面肌肌纤维震颤和肌束震颤波。脑电图及脑脊液检查无异常。

(3)原发性面肌痉挛时,神经系统检查无其他阳性体征。

(4)对因各种颅内病变引起的继发性面肌痉挛,应到神经科就诊。

(四)治疗

因病因不明,目前尚无理想治疗方法,可选用以下疗法对症处理。

1.药物治疗

可选用各种镇静药物、抗癫痫药物及神经营养药,如卡马西平、苯巴比妥、氯氮䓬、地西泮、苯妥英钠和维生素 B_1、维生素 B_{12} 等。

2.理疗

采用超短波治疗或对面神经各运动支做利多卡因钙离子导入。

3.针刺疗法

可取太阳、地仓、合谷、阳白、迎香、下关、颊车等穴位。

4.封闭疗法

在面神经颅外主干及分支周围,选择性应用维生素 B_1、维生素 B_{12} 加利多卡因封闭。

5.肉毒杆菌毒素 A 注射

将肉毒杆菌毒素 A 注射于患侧面肌内。复发时可再次注射。

6.其他

经上述治疗无效,症状严重的个别病例可选用以下方法治疗:①酒精注射疗法;②射频温控热凝治疗;③面神经干分束术疗法;④面神经根血管减压术。但除④法外其他均破坏面神经,是以面瘫取代面肌痉挛的方法,应权衡利弊得失,慎重选择。

三、三叉神经痛

(一)概述

三叉神经痛在临床上一般是指原发性三叉神经痛,为病因不明的三叉神经分布区内阵发性、短暂的剧痛。而因感染或肿瘤引起的三叉神经分布区疼痛,称为继发性三叉神经痛。

(二)临床表现

(1)阵发性剧痛:在三叉神经某分支区域内,骤然发生闪电式疼痛,如电击、针刺、刀割或撕裂样剧痛。发作时间一般持续数秒或 1~2 分钟后又骤然停止。两次发作之间称间歇期,无任何疼痛症状。

(2)部分患者有"扳机点"存在。此点常位于牙龈、牙、上下唇、鼻翼、口角及颊部黏膜等处。由于此点一触即发,故患者不敢触碰。为避免刺激,患者常不敢洗脸、刷牙、剃须、微笑等。

(3)疼痛发作时,常伴有颜面表情肌的痉挛性抽搐;口角被牵向患侧,有时还可出现痛区潮红、结膜充血、流泪、出汗、流涎及患侧鼻腔黏液增多等症状。

(4)疼痛呈周期性发作,每次发作期可持续数周或数月,然后有一段自动的暂时缓解期。缓解期可为数天或几年,此期间疼痛消失,以后疼痛复发。很少有自愈者。

(三)诊断

(1)依据病史及疼痛的部位、性质、发作表现等特点进行诊断。

(2)部分患者可查到"扳机点"。

(3)确定为三叉神经痛后,应根据疼痛部位、"扳机点"部位,进一步确定疼痛分支。第二、三支通常在上、下颌相应神经孔处行阻滞麻醉,如能止痛,即可明确。麻醉时应先由末梢支开始,无效时再向近中枢端注射。如第三支痛时,可先行颏孔麻醉,不能制止发作时,再行下牙槽神经麻醉,仍然无效可行卵圆孔封闭。

(4)如怀疑为继发性三叉神经痛,应进一步检查颅内外是否还存在其他病灶。如为颅内病灶所致,应转神经科诊治。

(四)治疗

应首先采用药物治疗,如无效再考虑其他疗法。

1.药物治疗

(1)首选卡马西平,服药期间应定期检查血、尿及肝、肾功能。

(2)苯妥英钠,如有不良反应及时停药。

(3)氯硝西泮、加巴喷丁、普瑞巴林、七叶莲、野木瓜、山莨菪碱等也较常用。

2.封闭疗法

用 $1\%\sim2\%$ 利多卡因加维生素 B_1 或维生素 B_{12} 做神经干封闭。

3.注射疗法

常用无水酒精或无水甘油注射于周围神经干上,如行眶下孔、颏孔及眶上孔封闭。

4.针刺疗法

针刺疼痛分支区内的相应穴位,每天或隔天一次,7～10 次为一疗程。

5.半月神经节温控热凝术

当药物治疗无效时,可考虑选用此法。

6.手术疗法

(1)三叉神经周围支切断撕脱术:主要适用于下牙槽神经、眶上神经和眶下神经。

(2)病变性骨腔清除术:对疑为颌骨内存在炎症性病灶,并在 X 线片确定有病变性骨腔存在时,按口腔外科手术常规,从口内途径行颌骨内病变骨腔刮除术。

(3)冷冻、激光等治疗。

(4)颅内行三叉神经微血管减压术、感觉根切断术等,可到神经外科诊治。

四、舌咽神经痛

(一)概述

舌咽神经痛或称原发性舌咽神经痛,是指病因不明,发生在舌咽神经分布区域内的阵发性剧烈疼痛。

(二)临床表现

(1)好发于 35～55 岁。

(2)阵发性疼痛部位为扁桃体区、咽、舌根、颈深部、耳道深部及下颌后区等处。

(3)疼痛呈刀割样或刺戳样。每次发作持续数秒至 1～2 分钟,然后突然停止,在两次之间无疼痛。

(4)发作多在早晨和上午频繁,下午或傍晚减少,但也可在睡眠时发作。

(5)有"扳机点"存在,此点常位于扁桃体部、外耳道及舌根等处,触之即可引起疼痛发作。

(6)发作时患者因咽喉部有梗塞感和异物感,常出现频频咳嗽的现象。

(7)除神经痛外,发作时可伴有心律不齐,甚至心跳停搏;并可引起晕厥、抽搐和癫痫发作;有时还出现喉部痉挛及唾液分泌过多等症状。

(三)诊断

(1)根据疼痛部位、性质及神经系统检查无阳性体征等特点进行诊断。

(2)如将表面麻醉剂丁卡因涂于患侧的扁桃体、咽部等处,可暂时阻止疼痛发作。

(3)此病需与三叉神经痛、茎突过长、鼻咽癌侵及咽部或颅底而引起的神经痛相鉴别,特别是当疼痛呈持续性时,更应注意。

(四)治疗

(1)药物治疗:用于治疗三叉神经痛的药物均可用于本病的治疗。

(2)用浸有 4％可卡因或 1％丁卡因的小棉片涂抹咽部、舌根部"扳机点"处,或用表面喷雾麻醉可获得短时间的止痛效果。

(3)封闭疗法:可在 1％或 2％的普鲁卡因或利多卡因加入维生素 B_1 或维生素 B_{12} 或适量激素注射于患侧舌根部、扁桃体窝或咽部的"扳机点"周围或舌咽神经干。

(4)手术治疗:对保守治疗无效者,可行手术治疗,包括颅外舌咽神经干切断术或颅内舌咽神经根切断术,但应严格掌握适应证。颅内手术可到神经外科治疗。

五、非典型性面痛

(一)概述

非典型性面痛是病因不同,性质、部位、范围均无规律的颜面部疼痛,包括蝶腭神经痛、中间神经痛、耳颞神经痛、簇集性头痛、神经官能性面痛等。一般认为是由自主神经病变引起,精神因素如紧张、焦虑、心理状态异常,以及肌功能异常也可引起非典型性面痛。

(二)临床表现

(1)30~40岁者多发,女性多见。

(2)发作性疼痛,性质不定;持续时间较长,疼痛部位深在并可转换,夜间有发作,发作与情绪和精神状态关系较明显。

(3)部位不定,无三叉神经分布规律可循。范围广泛,可超出三叉神经分布区域。

(4)常伴有神经衰弱。

(5)部分患者可伴有 Horner 综合征。结膜和鼻腔黏膜充血水肿、流泪、流涕、鼻塞、流涎等自主神经症状,或伴有舌前 2/3 味觉过敏或减弱,耳颞神经分布区内皮肤潮红、出汗等症状。

(三)诊断

(1)根据疼痛性质、部位和程度的不确定性进行诊断。

(2)无"扳机点",无明显阳性体征。

(3)除耳颞神经痛外,阻滞麻醉止痛常无效。

(四)治疗

(1)首先排除器质性病变。

(2)主要采用药物治疗。酌情选用镇静剂、止痛剂或抗抑郁药物等。

(3)需要时转神经内科、心理科治疗。

六、味觉性出汗综合征

(一)概述

味觉性出汗综合征又称耳颞神经综合征。本病主要发生于腮腺手术后,偶尔可见于颞下颌关节、下颌下腺手术及腮腺损伤后。

(二)临床表现

(1)在行腮腺区手术或腮腺区外伤后数周乃至 1 年以上发病。

(2)咀嚼或进食时,出现患侧面部潮红、发热和出汗,常在进食 30～60 秒出现。当咀嚼运动结束后 1～2 分钟即消退。

(三)诊断

(1)既往有腮腺区手术史或外伤史。

(2)咀嚼饮食或刺激唾液分泌时,患侧耳前区皮肤出现出汗、发红、发热现象。轻者只表现湿润或微小汗珠;较严重者,可集成一大滴后滴下。

(3)碘-淀粉试验阳性,表现为耳前处深蓝色斑片状着色。

(四)治疗

(1)症状轻微者,不需特殊治疗。

(2)可采用 0.5% 阿托品乳剂或 3% 的东莨菪碱乳剂局部涂抹。

(3)对极少数症状严重者可采用耳颞神经撕脱术或鼓索神经切除术。但手术复杂,并会产生相应并发症,应权衡利弊、慎重选择。

七、流涎症

(一)概述

流涎症又称唾液外溢症,是指唾液分泌增多及外溢,分为生理性和病理性流涎两种。

(二)临床表现

(1)主要发生于儿童及老年人,无明显性别差异。

(2)可突然发病,也可逐渐发病。

(3)不断的唾液外溢,可造成患者的手帕、毛巾乃至上衣等物被浸湿。睡眠时,枕巾也被唾液浸湿。仰卧时,唾液可能流入气管,引起咳嗽,甚至可引起吸入性肺炎。

(4)外观失常,常表现呆滞,语言不清及其他神经科症状与体征。

(三)诊断

(1)依据病史和临床表现可诊断。

(2)疑为脑神经疾病引起者,应建议到神经科就诊,以确定诊断。

(四)治疗

(1)生理性流涎一般无须处理。

(2)由某些可逆性疾病引起者,如口炎、损伤等,以治疗原发病为主。

(3)对轻度唾液外溢者可用抗胆碱类药物治疗,如阿托品、普鲁苯辛等,但长期使用此类药物可导致口干、青光眼、头痛、尿潴留等不良反应。

(4)手术疗法:适用于重症患者及护理困难者,尤其是不能恢复的神经系统疾病引起者,如呆小病等。可试行双侧腮腺导管口或下颌下腺导管口移位术,使大部分唾液自然咽下而不外溢。此外,也可行双侧腮腺导管结扎术,以使腺体萎缩,减少唾液分泌。

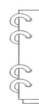

第五章 口腔修复

第一节 牙体缺损

一、概述

牙体缺损是指牙体硬组织不同程度的质地和生理解剖外形的损害或异常，它常表现为正常牙体形态、咬合及邻接关系的破坏，因而常常对咀嚼、发育、面容、牙髓组织、牙周组织，甚至对全身健康等产生不良影响。

在牙体缺损较小的情况下，一般采用充填治疗方法，但如果在牙体缺损范围大、缺损程度严重、单纯的充填治疗不能获得良好的抗力和固位效果时，就应采用修复治疗的方法。此外，对于根管治疗后或伴有变色的前牙，为取得良好的保护和美观效果，也应该考虑采用修复治疗的方法。

牙体缺损的修复是用人工制作的修复体恢复缺损牙的形态、外观和功能。用于牙体缺损修复治疗的有全冠、部分冠、嵌体、桩冠、桩核冠、贴面等修复体。

牙体缺损的修复治疗过程如下：首先对患牙的牙体、牙髓、牙周、咬合关系等进行仔细地检查，制订出完整的治疗计划和修复设计方案，包括是否需要在修复前进行根管治疗、牙周治疗及咬合调整等；按修复设计要求对患牙进行相应的牙体预备，制备出一定的空间和外形。然后制作出一个与预备后的患牙完全密合的修复体，再以粘固剂将其粘接在预备后的牙体上，从而恢复患牙正常的解剖外形、咬合、邻接关系和功能。一个良好的修复体不单纯是一件牙体缺损部分的人工替代物，同时也应起到阻止牙体病变进一步发展、恢复正常生理功能、预防牙体及牙周支持组织病变的发生、保证口颌系统健康和各部协调等作用。

龋病是导致牙体缺损的最常见病因；外伤在前牙的牙体缺损中占有较大比例，后牙的牙折也较常见；牙颈部楔状缺损；严重的氟牙症、釉质发育不全也可导致牙体缺损;根管治疗后的牙齿也可形成牙体缺损。

二、临床表现

(1)龋病导致的牙体缺损早期可无自觉症状,待缺损加深可出现牙髓刺激症状,甚至出现牙髓炎、牙髓坏死及根尖周炎等。

(2)创伤导致的牙体缺损,一般有明显的受伤过程,如累及牙髓也可出现上述症状。

(3)邻面牙体组织缺损可破坏正常邻接关系,产生食物嵌塞等症状。

(4)大范围及严重的牙体殆面缺损不但影响到咀嚼效率,还可形成偏侧咀嚼习惯,严重者会影响垂直距离及出现颞下颌关节的功能紊乱。

(5)牙列存在多数残根残冠会降低垂直距离,影响患者的面容及身心健康。

(6)残冠残根未及时治疗常成为病灶而影响全身健康。

三、诊断

(一)牙冠的形态异常

牙冠的形态异常是指因龋病、外伤、磨损、楔状缺损、酸蚀及发育畸形造成的牙体解剖外形的异常,如龋洞、残冠、残根、前牙切角缺损、后牙牙尖折断、牙冠、牙根折裂、过小牙、锥形牙及楔状缺损等。

(二)牙冠的颜色异常

牙冠的颜色异常是指因死髓所致牙冠灰暗变色,如氟牙症、四环素牙、釉质发育不全引起的牙冠色彩、色调、透明度的异常。

(三)牙冠的质地异常

牙冠的质地异常是指因釉质发育不良(如珠光牙)、釉质发育不全造成的釉质、牙本质硬度下降。或因外伤引起的隐裂及折裂等。

(四)治疗以后发生的继发性损害

牙体治疗以后出现的继发性损害可表现为牙体硬组织变色,充填体边缘牙体组织软化等。X线片可见牙体组织异常的低密度区。

四、治疗

首先应制订正确完善的治疗,选择合理的修复方法,并坚持以下原则:①尽可能保存、保护牙体组织。②正确地恢复形态与功能。③保护口腔软硬组织长期健康。

牙体缺损的常用修复方法有嵌体、贴面、部分冠、全冠、桩冠及桩核冠等,各种修复体的制作材料也有不同,在临床应用中如何选择是非常重要的。在选择修复方法时,应该遵循治疗原则,以最小的损伤争取最佳的修复效果;在材料选择上,应根据功能特点进行选择,例如前牙应该选择美观性更好的材料,后牙应选择强度更佳的材料。

前牙牙体较为完整时,可以考虑磨除牙体组织较少的瓷贴面修复,在瓷材料的选择上,还应该考虑材料的遮色性能对变色牙修复效果的影响。前牙全瓷冠修复时,要考虑咬合关系、牙体形态、牙髓状态等是否适合。如果选择金属烤瓷冠修复,应该考虑材料对远期美观效果的影响。

后牙修复中,视牙体缺损的程度可以考虑嵌体、部分冠或全冠。一般情况下,根管治疗后的牙不采用没有牙尖保护功能的嵌体修复;仅有开髓孔的较完整后牙,可以直接充填,而不必冠修复。全冠修复会破坏患牙原有的邻接关系,在修复时应该注意恢复正常的邻接关系,避免出现食物嵌塞。对于牙体过短可能影响修复体固位的牙体修复,可以考虑采用金属殆面,减少牙的磨除。

残根残冠需要首先进行完善的根管治疗,再以桩冠或桩核冠进行修复。目前桩核冠的临床应用较多,而一体化的桩冠应用已很少。一般情况下,根管治疗后的前牙和前磨牙,因为牙体形态及受力的特点,通常需要使用桩来增加强度和固位;而后牙是否需要采用桩,一般是根据固位需要而定,当缺损较大,充填体难以固位时,桩的应用可以增加固位力。

第二节 牙列缺损

一、概述

牙列缺损是指在上颌或下颌的牙列内有数目不等的牙缺失,同时仍余留不同数目的天然牙。牙列缺损的常规修复方法主要包括固定局部义齿、可摘局部义齿、种植义齿、固定-活动义齿和覆盖义齿等。

固定局部义齿是靠粘固剂、粘接剂或固定装置与基牙或种植体连接在一起,从而恢复缺失牙的解剖形态和生理功能的修复体;由固位体、桥体和连接体组成。可摘局部义齿是利用天然牙、基托下黏膜和骨组织作支持,依靠义齿的固位体和基托来固位,用人工牙恢复缺失牙的形态和功能,用基托材料恢复缺损的牙槽嵴、颌骨及周围软组织形态,患者能够自行摘戴的修复体;由支托、固位体、连接体、基托、人工牙等部件组成。种植义齿是将替代天然牙根的种植体植入颌骨,获取类似于牙固位支持的修复体;由种植体、基台和上部结构组成。固定-活动义齿是指以附着体或套筒冠为主要固位形式的固定-活动联合义齿。覆盖义齿是指义齿基托覆盖在天然牙、已治疗的牙根或者种植体上,并由它们支持的可摘局部义齿。5种修复方式的适应证不同,共同解决多种形式的牙列缺损。

二、临床表现

(1)咀嚼功能降低。

(2)缺牙影响美观和发音等功能。

(3)可能导致余留牙的倾斜、移位,对颌牙伸长,咬合创伤,甚至牙松动等。

(4)剩余牙邻接关系的破坏导致食物嵌塞。

(5)部分牙周组织失用性萎缩或其他牙周疾病。

(6)可能导致颞下颌关节疾病。

(7)余留牙移位可能导致正中𬌗位和侧向𬌗位的改变。

三、诊断

(一)缺失牙情况

1.缺失牙的数目

牙列中一颗牙或数颗牙缺失,单颌至少存留一颗牙。

2.缺牙位置

可发生于上、下牙列的前、中、后部。

3.𬌗龈距离

𬌗龈距表现为过大、正常或偏小。

(二)剩余牙槽嵴情况

修复前拔牙创口或创伤应愈合良好,牙槽嵴形态基本正常,无骨尖、残根及增生物,无其他黏膜疾病。

(三)基牙情况

修复前基牙应稳固,牙冠外形正常,无龋患及充填物悬突,无明显牙周炎症,X线片显示未见根尖病变。

（四）余留牙情况

修复前余留牙冠应无明显伸长、下垂及过度倾斜，无Ⅲ度以上松动，无不良修复体。

（五）殆关系

修复前殆关系应基本正常，颞下颌关节功能基本正常。

四、治疗

（一）固定局部义齿修复

（1）固定局部义齿通常用于修复牙列中少数牙缺失，或者少数牙的间隔缺失。

（2）修复体通过粘固剂、粘接剂或固定装置固定于基牙或种植体上，患者不能自行摘戴。

（3）固定局部义齿的殆力主要由桥基牙承担。要求基牙有足够的支持负重能力，良好的固位作用，各基牙间能够取得共同就位道。

（4）基牙选择应综合考虑患者缺牙的数量、部位、余留牙牙体牙周组织状况、缺牙区咬合关系、缺牙区牙槽嵴情况、口腔卫生状况、患者年龄及其对修复体的要求。

（5）固位体应有良好的固位形、抗力形；能够恢复桥基牙的形态和功能；双端固定桥两端的固位力应基本相当。

（6）桥体能够恢复缺失牙的形态和功能；桥体殆面大小和形态应与基牙的支持和固位力相适应；桥体龈面大小适宜，接触式桥体应与黏膜密合而不压迫黏膜；悬空式桥体要便于清洁。

（7）连接体外形圆钝、高度光洁。

（8）修复体应正确恢复患者牙体组织的形态、外展隙和邻间隙、邻接关系及咬合关系，并符合美学要求，制作工艺精良。

（二）可摘局部义齿修复

（1）可摘局部义齿适应证广泛，可用于各种类型的牙列缺损，包括伴有软、硬组织缺损的牙列缺损。

（2）可摘局部义齿依靠卡环和基托固位，患者可自行摘戴。

（3）修复体应有利于基牙及其他口腔组织的健康。

（4）应有良好的固位和稳定作用。

（5）义齿就位道设计合理，有利于义齿的固位、摘戴及美观。

（6）基托边缘圆钝，厚度适中，伸展适度，磨光面高度抛光，组织面光洁，无气泡。

（7）支托、卡环应与基牙密合，高度抛光。

（8）大小连接体应有一定强度，不进入软组织倒凹，不压迫硬区。

（9）义齿色泽、形态符合美观要求。

（10）𬌗关系正确，无早接触及𬌗干扰，咀嚼功能恢复适当。

（三）固定-活动义齿修复

1.基本原则

（1）应同时遵循可摘局部义齿和固定义齿修复的原则。

（2）义齿的固位主要靠摩擦力、机械制锁作用或磁力，患者可以自行摘戴。

（3）根据牙列缺损情况，恰当选用以下常用设计：机械式附着体义齿、磁性附着体义齿和套筒冠义齿。

2.机械式附着体义齿的修复原则

（1）机械式附着体义齿的应用范围较广，可根据牙列缺损的情况选择附着体类型。

（2）机械式附着体义齿根据各类附着体的固位原理不同可分为制锁式附着体、摩擦式附着体、定位锁式附着体、球铰链式附着体。机械式附着体义齿的可摘部分通过附着体的连接可由患者自行摘戴。

（3）要求基牙健康或已经过完善的治疗。缺牙数目多或基牙条件差者，可选用缓冲型附着体，并使用联冠加强，基牙牙体预备量根据附着体类型而定。

（4）机械式附着体义齿在临床制取模型时应选用硅橡胶类印模材料，以保证印模的精度。附着体义齿的临床印模、模型制作、颌位关系转移的步骤和方法与可摘局部义齿和固定义齿相似。

（5）机械式附着体义齿的制作必须使用平行研磨仪，以保证附着体之间的共同就位道、附着体阴性和阳性结构之间的密合度。

3.磁性附着体义齿的修复原则

（1）磁性附着体应用范围广，不受覆盖基牙方向的限制，无严格的就位道方向要求。

（2）磁性附着体利用磁性材料的磁力将修复体吸附到基牙或种植体上，固位力持久且稳定。

（3）游离端牙列缺损时，通常在近缺牙区处选择 2 颗以上牙周组织健康的基牙,将其做成联冠;磁性附着体衔铁设置在联冠的近缺牙间隙侧,与基牙上的联冠形成一整体。

(4)在特殊情况下,磁性附着体可与其他固位体联合应用。

(5)磁性附着体与卡环共同固位的可摘局部义齿:一般情况下,卡环与附着体的总数以3个为宜,不宜过多;同时应根据缺牙区的位置、范围和余留牙根的位置,从整体上考虑义齿的支持,使义齿的支持力分布更为合理。

(6)磁性附着体与机械式附着体共同固位的可摘局部义齿的适应证应与所用机械式附着体的适应证相同,义齿就位道的设计应以机械式附着体的就位道为准。

4.套筒冠义齿的修复原则

(1)套筒冠义齿适用范围较广,但修复体制作的工艺要求和费用较高,牙体预备量大,因此需慎重选择其适应证。

(2)套筒冠义齿的固位主要依靠内外冠之间的嵌合,义齿的支持由基牙或基牙与基托下组织共同承担。

(3)套筒冠义齿基牙位置应尽量分散。

(4)套筒冠固位体可设计为非缓冲型或缓冲型:非缓冲型套筒冠固位体的内冠与外冠之间密切嵌合,用于牙周支持组织条件好的基牙;缓冲型套筒冠固位体的内冠与外冠之间存在一定间隙,用于牙周支持组织条件略差的基牙。

(5)内冠表面应高度抛光,容易清洁,以防龈缘炎的发生。

(四)种植义齿修复

(1)种植义齿可用于修复不同缺牙部位和缺牙数量的牙列缺损。

(2)根据固位方式可分为固定式种植义齿和可摘式种植义齿。

(3)种植义齿修复要求缺牙区有理想的骨质和骨量,包括经手术后解决其骨量不足的问题,以获得良好的初期稳定性。

(4)正确恢复缺失牙的形态和功能。

(5)能够保证义齿良好的固位、支持和稳定。

(6)胶原纤维形成的龈袖口应紧密包绕种植体穿龈部分,形成良好的软组织封闭。

(7)正确恢复缺失牙的形态和功能,咬合设计合理。

(五)覆盖义齿修复

(1)覆盖义齿适应证广泛,可用于各种类型的牙列缺损,包括伴有先天性口腔缺陷者。

（2）覆盖义齿基托覆盖于天然牙、已治疗的牙根或种植体上，被覆盖的牙或牙根称为覆盖基牙。

（3）覆盖基牙的选择应综合考虑牙周情况、牙体牙髓情况而定；其中牙周健康状态与覆盖基牙的作用及寿命密切相关，而牙体牙髓健康状况不是决定该牙能否作为覆盖基牙的决定性因素。

（4）覆盖基牙较理想的数目是单颌 2～4 颗；较理想的位置是牙弓的前后、左右均具有基牙且位于咬合力最大的位置。

（5）覆盖基牙可采用的附着体种类较多，应按照各类附着体的适应证合理选择。

（6）采用机械式附着体连接覆盖基牙与义齿基托时，应将机械式附着体阳性部分固定于覆盖基牙上，阴性部分固定于义齿基托内；采用磁性附着体连接覆盖基牙与义齿基托时，应将衔铁固定于覆盖基牙上，磁体固定于义齿基托内。

（7）义齿𬌗力应由覆盖基牙和牙槽骨共同承担，避免基牙早接触。

（8）义齿基托在覆盖基牙龈缘处切勿接触过紧或形成死角，避免发生龈缘炎。

（9）高度抛光覆盖基牙上的顶盖。

（10）精细制作义齿，其要求见可摘局部义齿。

第三节 牙 周 炎

一、概述

牙周炎的修复治疗是牙周综合序列治疗方法中的重要环节。虽然洁治、刮治等牙周基础治疗可以消除炎症，但由于牙周炎造成的牙槽骨吸收导致牙齿松动和移位，可能造成继发性𬌗创伤，不利于牙周组织的愈合，因而需要使用修复治疗方法。修复治疗的内容是：①调整咬合接触时的早接触和𬌗干扰，消除𬌗创伤；②固定松动牙，使𬌗力得到分散；③控制牙齿病理性松动和移位。目的是通过修复治疗达到减轻牙周支持组织的负担，使牙周组织获得生理性休息，为牙周组织愈合创造条件，提高咀嚼效能，从而增进全身健康。牙周炎修复治疗的方法有调𬌗、夹板固定等。

二、临床表现

牙周炎经基础治疗后牙周组织的炎症得到控制,无牙周溢脓和探诊出血,探诊深度较治疗前有改善,但存在下列症状者需行牙周夹板治疗。

(1)牙周支持组织高度降低,牙槽骨垂直高度吸收至根长的 1/2～2/3。

(2)牙齿松动Ⅰ～Ⅱ度和(或)移位。

(3)松动牙齿有咬合早接触。

(4)牙列中牙齿之间接触点丧失。

(5)咀嚼功能下降。

(6)可伴有牙列缺损。

三、诊断

(1)经基础治疗后患牙炎症已基本控制,口腔卫生自我保持状况良好。此项为牙周炎修复治疗的前提。

(2)是否有牙周炎患牙需要固定。应考虑患牙松动度,与邻牙接触关系,上下牙列咬合关系,有无𬌗干扰、早接触等。

(3)是否有影响牙周治疗和维护的不良修复体需要拆除。

(4)是否有牙列缺损需要一并修复。若有则需满足牙列缺损修复的要求,包括缺牙数目、部位,缺牙区范围,缺牙区牙槽骨愈合是否良好,有无骨尖、残根、增生物,牙槽嵴形态及吸收状况,缺牙区黏膜有无疾患。

(5)修复体支持牙的选择,应结合 X 线片检查患牙和余留牙的牙周支持组织的健康状况、根周骨支持量、骨组织密度和结构等进行综合考虑。

四、治疗

牙周炎修复治疗之前应做出全面治疗计划,牙周夹板固定的基本原则是将多数松动的单根牙和多根牙固定成一个"多根巨牙",以减少有害的侧向力,恢复咀嚼能力。牙周炎修复治疗一般按以下原则。

(1)牙周炎修复前必须经牙周系统治疗,并基本控制炎症(参见"第二章牙周疾病")。

(2)判断牙周炎患牙保留或拔除的标准。①牙槽骨吸收未超过根长 2/3 的患牙应尽量予以保留。②多根牙牙周袋深达根分叉以下,但经分根治疗后牙周组织炎症能控制的患牙,应尽量予以保留。③倾斜移位和明显伸长的患牙,在不妨碍夹板治疗时可做根管治疗后予以保留;难以消除𬌗干扰者则应拔除。④前牙松动、移位,影响发音和美观,又不利于夹板就位者应拔除。⑤少而孤立的余留牙,难以减轻其牙周组织负荷、不能控制病理性松动者应拔除。⑥上述③④⑤的患者如采用套筒冠牙周夹板修复时,仍可酌情考虑保留。

(3)设计牙周夹板范围、固定松动牙时应考虑松动牙的数量、松动度,在牙弓上的位置及是否有缺失牙。

当牙列完整、仅有部分牙齿松动时,牙周夹板应包含一定数量的健康牙,以固定松动牙齿、解除局部创伤因素,并充分发挥健康牙的代偿功能,以分散𬌗力。松动牙数越多,松动度越大,夹板固定的牙数和范围应相应增加。

当牙列完整、无健康牙存在时,夹板固定范围应包含所有余留牙,以建立平衡𬌗,分散𬌗力,恢复咀嚼功能。

当牙列缺损、部分余留牙齿松动时,应利用健康牙作为基牙,修复缺失牙,并固定松动牙,通过修复体及延伸的固位装置,达到重新建立𬌗关系、恢复咀嚼功能、保护余留牙的作用。

对颌为可摘义齿,夹板的固定范围可适当缩小。对颌牙健康、𬌗力大时,应扩大夹板的固定范围,以免余留牙𬌗创伤。

(4)根据牙周炎的治疗进程确定夹板固定时间的长短。牙周夹板可以分为暂时性牙周夹板和长期性牙周夹板两种。暂时性牙周夹板制作简单,主要以解除𬌗创伤、观察疗效、促进牙周愈合为目的。经过一段时间的戴用,效果良好者,可转为固位力更强、强度更高的长期性牙周夹板,以固定不可恢复的病理性松动牙,但长期性牙周夹板为达到良好的固位力多需要切割牙体组织。

(5)牙周夹板有固定式、可摘式和固定-可摘联合式3种形式。固定式夹板有结扎固定法、粘接固定法、光固化树脂纤维带法等暂时性夹板,以及粘接翼板、固定桥、联冠等长期性夹板。可摘式长期夹板由卡环、双翼钩、𬌗垫、基托等装置组成。套筒冠为固定-可摘联合修复形式。

(6)适当控制𬌗力,以保护基牙和余留牙。

分散𬌗力:①消除咀嚼时牙的早接触点和干扰,避免个别牙的创伤。②修复缺牙,恢复牙弓的完整和稳定,改善咬合和邻接关系,以组牙型分散𬌗力。③可摘式牙周夹板可利用支托、𬌗垫、切沟、邻间沟等夹板部件装置,将𬌗力分散到支持牙上。④固定式和套筒冠式牙周夹板可将夹板范围内的牙齿形成"多根后牙",加强支持力,分散𬌗力,减轻个别牙的负担。

降低𬌗力:减小牙周夹板中人工牙的颊舌径、近远中径、牙尖斜度,增加副沟,扩大外展隙。

避免不利殆力:①用正畸方法改变牙长轴方向,纠正倾斜度,尽可能使力作用方向与牙长轴方向接近。②采用套筒冠牙周夹板,消除戴夹板时施予基牙的扭力。③截短牙冠,改变冠根比例,消除不利杠杆作用对牙周组织增加的负荷。④降低牙尖高度和牙尖的斜度,根据情况减小或消除侧向力和扭力。

第四节 咬 合 病

一、概述

咬合病是因咬合的形态与功能异常而导致的口颌系统功能异常的一类疾病的总称。包括咬合自身的病变及咬合创伤引起的口颌系统乃至全身的病变。

二、临床表现

(1)咬合病可分为咬合自身疾病和咬合相关疾病。

(2)咬合创伤可导致口颌面疼痛。咬合创伤可导致牙髓、牙周组织、肌肉及疼痛传导路的疼痛。咬合创伤对中枢神经敏感性的影响又可反馈影响咬合、咀嚼肌及颞下颌关节,形成咬合创伤-中枢-口颌系统-咬合的反馈影响。

三、诊断

(1)咬合自身疾病包括殆干扰、咬合创伤、咬合紊乱、咬合磨损、磨牙症、紧咬牙等。

(2)咬合相关疾病包括牙折、牙隐裂、楔状缺损、口颌面疼痛及颞下颌关节紊乱病等。这些咬合相关疾病又可导致其他的症状或疾病,如牙本质过敏,牙髓、牙周改变,口颌肌群、颞下颌关节甚至中枢神经系统的功能异常等。

根据以上磨损,通过咬合检查以确定诊断。咬合病的检查方法较多,包括临床一般检查和咬合辅助检查,如咬合纸检查、咬合蜡检查、咬合力计检查、咬合分析仪检查及下颌运动描记仪检查等,确定咬合的问题及咬合创伤点和高点。

四、治疗

咬合病的治疗包括对症治疗、咬合板治疗和调殆,以及咬合重建等治疗。

(1)对症治疗为针对咬合病的症状及并发症的治疗,如针对疼痛症状的理疗、药物治疗及针对牙折、牙隐裂、楔状缺损、磨损等情况的修复治疗。

(2)咬合板治疗可迅速达到消除致创因素、缓解疼痛的作用,但应注意咬合板上的调𬌗,在症状消除后去除咬合板,检查确定咬合创伤牙及咬合创伤点后再行调𬌗。

(3)调𬌗的原则是调磨有创伤的牙,少量多次并注意整体修复和咬合重建。着重调整咬合创伤点的中心部位,避免因调磨不当形成新的干扰点。

(4)咬合重建是指针对缺失牙、错𬌗畸形等不同原因,采取固定修复、可摘局部义齿修复、正畸矫治及永久性咬合板修复。

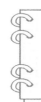

第六章 口腔疾病预防

第一节 龋 病

一、概述

龋病是人体的常见病、多发病,是在细菌、宿主和饮食等多因素作用下,牙体硬组织发生的慢性进行性破坏性疾病。对于龋病的预防应该从病因入手,即控制细菌、减少碳水化合物摄入和提高牙齿抵抗力。常用的预防措施包括氟化物应用、窝沟封闭、控制含糖饮食、刷牙去除牙菌斑等。这些措施可根据情况单独使用,也可联合使用。可根据情况居家使用,或在学校、医院使用。

二、预防原则

(一)综合预防原则

预防龋病应遵循综合预防原则,即针对引起龋病的不同病因,多种措施联合使用,以提高龋病预防效果。

(二)三级预防原则

根据不同阶段,可以将龋病预防划分为三级预防。一级预防针对龋病发生前;二级预防针对龋病发生的早期阶段;三级预防针对晚期龋病和因龋病产生的并发症。

1.一级预防

进行口腔健康教育,普及口腔健康知识,养成良好口腔卫生习惯;控制及消除危险因素,对口腔内存在的危险因素,应采取可行的防治措施,合理使用各种防龋方法,如窝沟封闭、含氟涂料等。

2.二级预防

对发现的可疑龋病行早期诊断、早期处理,定期进行临床检查及 X 线检查,发现早期龋及时充填。

3.三级预防

防止龋病的并发症,对深龋及其引起的牙髓炎、根尖周炎应进行恰当治疗,防止疾病继续发展。对因龋病不能保留的牙应及时拔除。对牙体及牙列缺损及时修复,恢复口腔正常功能,保持身体健康。

第二节 牙 周 病

一、概述

牙周病是由多因素引起的发生在牙周组织的疾病,其中牙菌斑生物膜是引发牙周病的始动因素。一些局部和全身的危险因素可促进牙周病的发生和发展。控制相关危险因素和提高宿主的抵抗力是预防牙周病的有效措施,其中最主要的措施是控制菌斑。

二、预防原则

牙周病的预防分为三级预防,其主要目的是消除致病的始动因子及促进疾病发展的危险因素。

(一)一级预防

一级预防是指在牙周组织受到致病因素的侵袭之前,或致病因素已侵袭到牙周组织,但尚未引起牙周组织病损之前将其去除。一级预防主要是对群众进行口腔健康教育和指导,最终达到清除菌斑和其他刺激因子的目的;帮助人们建立良好的口腔卫生习惯,掌握正确的刷牙方法,同时提高宿主的抗病能力,并定期进行口腔保健,维护口腔健康。一级预防包括所有针对牙周病的病因采取的干预措施。

(二)二级预防

二级预防旨在早期发现、早期诊断、早期治疗,减轻已发生的牙周病的严重程度,控制其发展。对局限于牙龈的病变,及时洁治,去除菌斑和牙石,控制其进一步发展。定期 X 线检查追踪观察牙槽骨情况,根据具体情况采取适当的治疗,改善牙周组织的健康状况。

(三)三级预防

三级预防是在牙周病发展到晚期阶段所采取的治疗措施,包括修复缺失牙、重建功能;并通过随访、口腔健康的维护,维持其疗效,预防复发。同时,还应治疗相关的全身性疾病,增强牙周组织的抵抗力。

第三节 牙 外 伤

一、概述

牙外伤是指牙齿受到急剧创伤,特别是打击或撞击所引起的牙体硬组织、牙髓或牙周组织发生的急性损伤的一类疾病。儿童和青少年是牙外伤的高发人群;恒牙牙外伤发生的高峰年龄为 6～13 岁,男性多于女性;乳牙牙外伤高峰期为婴幼儿 10～24 个月。牙外伤好发牙位依次为上颌中切牙、上颌侧切牙、下颌中切牙等。牙外伤的类型、受累牙位、创伤程度等因致伤原因不同而不同。

二、预防原则

(一)增强防护意识

预防牙外伤,首先要提高群众特别是学校师生、家长对牙外伤的认知水平,增强防护意识。

(二)加强环境防护

在易发生牙外伤的地点,如学校、道路、运动、游戏等场所,应注意环境防护,建立安全的体育、交通、生活、娱乐等设施,减少创伤发生。

(三)提倡戴护牙托

提倡参加剧烈运动时配戴护牙托。护牙托作用如下:①保护牙齿和口内其他组织,如牙龈、颊、唇;②可防止颌骨骨折,特别是保护颞下颌关节;③预防外力对颅脑的冲击伤害,降低脑震荡发生的可能。

(四)矫治错殆畸形

唇部对前牙有一定保护作用,唇关闭不全和深覆盖等与牙外伤密切相关,对患有此类错殆畸形的儿童应及早进行相关矫治,预防牙外伤的发生。

第四节 口 腔 癌

一、概述

口腔癌指发生于舌、唇、口底、腭、牙龈、颊和牙槽黏膜等部位的恶性肿瘤,以鳞状细胞癌最为常见。口腔癌的发病与不良生活习惯如吸烟、嚼槟榔、饮酒等,环境因素如光辐射、核辐射和空气污染等,生物因素如口腔感染和局部刺激等多种因素有关。

二、预防原则

(一)开展口腔健康教育

增进群众预防口腔癌的保健知识。①矫正不良生活习惯,如戒除吸烟、饮酒、嚼槟榔等不良嗜好;注意对光辐射的防护;避免过热饮食造成口腔不良刺激。②提高群众对口腔癌警告标志的认识:如口腔内有 2 周以上未愈合的溃疡;口腔黏膜有白色、红色和发暗的斑;口腔与颈部有不明原因的肿胀和淋巴结肿大;口腔内有不明原因的反复出血;面部、口腔、咽部和颈部有不明原因的麻木与疼痛等。

(二)定期口腔检查

早期发现口腔癌和癌前病变,提高预防和早期治愈率。此外,还要指导群众学会自我检查方法,以便早期发现,早期就医。

(三)政策和措施

促进政府制订政策和法规,保障控烟、限酒的有效进行。增加专业人员控制癌前病变的知识与辨别早期病损的能力,可以确定口腔癌常规检查步骤与诊断标准,建立适合的治疗途径。

(四)防止环境污染

防止工作环境和生活环境的污染,特别是公共场所应禁止吸烟。还应做好核辐射与光辐射的防护。

第五节 牙颌畸形

一、概述

牙颌畸形是指儿童在生长发育过程中由先天的遗传因素或后天的环境因素造成的牙齿、颌骨、颅面的畸形,如牙齿的排列不齐、上牙前突等。牙颌畸形的危险因素包括遗传因素和环境因素两方面。在儿童生长发育过程中,造成牙颌畸形的环境因素可分为先天因素和后天因素。先天因素是指在胎儿出生前,由于母体发育、营养、疾病、外伤等原因导致的畸形;而后天因素是指出生以后,由于各种全身和局部因素造成的畸形,主要包括不良口腔习惯、口腔功能异常、肌功能异常、外伤、各种急慢性疾病及口颌系统的疾病和龋病等。

二、预防原则

牙颌畸形的预防应根据儿童的生长特点,在不同的生长时期采用不同的预防方法。

(一)母亲妊娠期的预防

母亲妊娠期的预防主要是保证母体的营养,避免疾病和大量放射线的深部照射,同时防止孕期和临产前的外伤等。

(二)婴儿期的预防

婴儿期的预防包括:①提倡母乳喂养,因为婴儿吮吸母乳时下颌适当的前伸运动,可将出生时下颌的远中位置调整到中性位置;②人工哺乳时应注意婴儿的姿势、奶瓶的位置、人工奶头的开口和穿孔的大小;③婴儿期还应注意睡眠姿势,不可长期偏向一侧,以免一侧颌面长期受压形成颜面不对称。

(三)儿童期的预防

儿童期的预防包括:①积极开展宣传教育工作,使儿童、家长和老师知道哪些动作对牙齿和面部的发育不利,提高其对早期预防牙颌畸形的认识,纠正不良习惯,如吮指习惯、咬唇习惯、吐舌习惯、偏侧咀嚼习惯等;②儿童的食物应有一定的硬度,以充分发挥咀嚼功能,促进牙颌系统的正常发育;③早期预防龋病,定期检查,及时充填治疗,恢复乳牙外形,以免破坏邻接关系,致使邻牙倾斜移位,同时避免因严重龋损或外伤导致的乳牙早失,保持乳牙列的健康完整,以利于咀嚼系统发挥正常的功能。

(四)替牙期的早期干预

针对乳牙早失、恒牙早失、乳牙滞留、恒牙早萌或萌出顺序异常及唇系带附着异常等情况尽早采取措施。

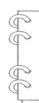

参 考 文 献

[1] 宫苹.口腔种植学[M].北京:人民卫生出版社,2020.

[2] 高岩.口腔组织病理学[M].北京:人民卫生出版社,2020.

[3] 姜蕾.口腔科疾病诊治[M].长春:吉林科学技术出版社,2019.

[4] 刘健.精编临床口腔医学[M].上海:上海交通大学出版社,2018.

[5] 潘巧玲.临床口腔疾病诊治[M].长春:吉林科学技术出版社,2019.

[6] 葛成.口腔器械图谱[M].郑州:河南科学技术出版社,2019.

[7] 刘丽军.现代口腔疾病治疗精要[M].长春:吉林科学技术出版社,2019.

[8] 陈菲.临床口腔病学[M].上海:上海交通大学出版社,2020.

[9] 董刚.口腔解剖生理学[M].北京:北京科学技术出版社,2020.

[10] 陈乃玲.口腔操作技术与疾病概要[M].长春:吉林科学技术出版社,2019.

[11] 徐国权.口腔临床技术与临床实践[M].长春:吉林科学技术出版社,2019.

[12] 王兆林,赵新春,刘军华.口腔疾病治疗理论与实践[M].长春:吉林科学技术出版社,2019.

[13] 张文.口腔常见病诊疗[M].北京:科学出版社,2020.

[14] 丁广存.当代口腔诊疗基础与临床进展[M].长春:吉林科学技术出版社,2019.

[15] 耿春芳.实用口腔科疾病治疗进展[M].长春:吉林科学技术出版社,2019.

[16] 陈彩云.口腔科疾病预防与诊断治疗[M].长春:吉林科学技术出版社,2019.

[17] 李辰或,李辰佳,朱力.复发性口腔溃疡的综合治疗[M].北京:中国医药科技出版社,2019.

[18] 高凤云.临床口腔治疗学[M].长春:吉林科学技术出版社,2020.

[19] 樊明文,周学东.口腔科学[M].北京:高等教育出版社,2019.

[20] 邓立梅,廖学娟.口腔健康教育[M].北京:人民卫生出版社,2019.

［21］陈谦明.口腔黏膜病学［M］.北京:人民卫生出版社,2020.

［22］石静.口腔疾病的诊断与治疗［M］.昆明:云南科技出版社,2020.

［23］彭于治.现代实用口腔学［M］.昆明:云南科技出版社,2019.

［24］吕霞.现代口腔科学［M］.昆明:云南科技出版社,2019.

［25］刘同军.临床实用口腔科学［M］.昆明:云南科技出版社,2020.

［26］李长太.口腔医学基础与进展［M］.长春:吉林科学技术出版社,2020.

［27］王天鹏.现代口腔疾病与修复［M］.北京:科学技术文献出版社,2019.

［28］袁萍.实用口腔医学［M］.天津:天津科学技术出版社,2019.

［29］赵志华.实用口腔修复技术［M］.郑州:郑州大学出版社,2019.

［30］牛家慧.口腔临床实践［M］.长春:吉林科学技术出版社,2019.

［31］于静.口腔疾病诊治［M］.上海:上海交通大学出版社,2019.

［32］麻健丰,李水根.口腔修复学［M］.北京:人民卫生出版社,2019.

［33］张勇哲.现代口腔医学［M］.长春:吉林科学技术出版社,2019.

［34］张昊.口腔基础与临床［M］.北京:科学技术文献出版社,2020.

［35］赵志河.口腔正畸学［M］.北京:人民卫生出版社,2020.

［36］胡江.口腔修复学［M］.北京:中国医药科技出版社,2019.

［37］王春风,梅君.口腔预防医学［M］.武汉:华中科学技术大学出版社,2020.

［38］陈乃玲等.口腔科疾病处置要点［M］.长春:吉林科学技术出版社,2019.

［39］陈顺,崔莉莉,高守红,等.口腔溃疡膜有效成分提取方法的考察及含量测定［J］.药学实践杂志,2020,38(5):466-468＋480.

［40］黎梓蕊,许键,李红文,张鹏.口腔癌相关 micro RNA 的研究进展［J］.癌变.畸变.突变,2020,32(6):481-484.

［41］刘姜.窝沟封闭预防龋齿的临床效果［J］.世界最新医学信息文摘,2019(62):39-40.

［42］蒋威,金鑫.颌面颈部多间隙感染危险因素及不同方案治疗效果分析［J］.陕西医学杂志,2019,48(12):1660-1662＋1666.